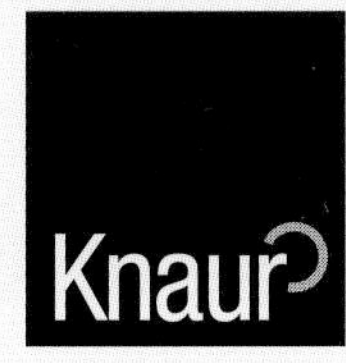

YOGA FÜR EINSTEIGER

YOGA FÜR EINSTEIGER

- Das all-in-one Übungsprogramm für Zuhause

- Mit CD

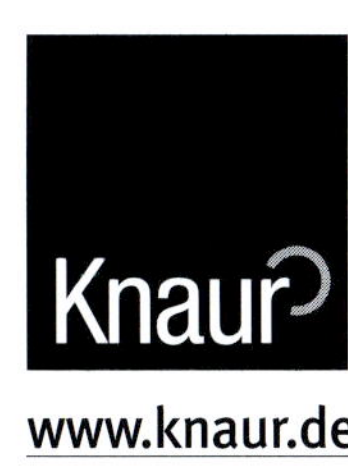

TARA FRASER

Die Autorin

Tara Fraser ist langjährige Yogalehrerin und hat dieses Übungsbuch aus der Erfahrung vieler
Kurse und Anfängerklassen zusammengestellt.

Wichtiger Hinweis

Die im Buch veröffentlichten Ratschläge wurden mit größter Sorgfalt von Verfasserin und Verlag
erarbeitet und geprüft. Eine Garantie kann jedoch nicht übernommen werden. Ebenso ist eine
Haftung der Verfasserin bzw. des Verlages und seiner Beauftragten für Personen-, Sach- oder
Vermögensschäden ausgeschlossen.
Es wird empfohlen, dass Sie, bevor Sie eine Übungspraxis aus diesem Buch anwenden, Ihren Arzt
konsultieren, vor allem wenn Sie unter gesundheitlichen Problemen leiden oder besondere
Umstände vorliegen.

Bibliografische Information Der Deutschen Bibliothek

Die Deutsche Bibliothek verzeichnet diese Publikation in der Deutschen Nationalbibliografie;
detaillierte bibliografische Daten sind im Internet über http://dnb.ddb.de abrufbar.

Originaltitel: The Easy Yoga Workbook
Originalverlag: Duncan Baird Publishers
All Rights Reserved
Copyright © Duncan Baird Publishers Ltd 2003
Text copyright © Tara Fraser 2003
Commissioned photography copyright © Duncan Baird Publishers Ltd 2003
Commissioned artwork copyright © Duncan Baird Publishers Ltd 2003

© Deutsche Ausgabe: Knaur Ratgeber Verlage 2004
Ein Unternehmen der Droemerschen Verlagsanstalt Th. Knaur Nachf. GmbH & Co. KG, München
Alle Rechte vorbehalten

Das Werk einschließlich aller seiner Teile ist urheberrechtlich geschützt. Jede Verwertung
außerhalb des Urhebergesetzes ist ohne Zustimmung des Verlages unzulässig und strafbar. Das
gilt insbesondere für Vervielfältigungen, Übersetzungen, Mikroverfilmungen und die
Einspeicherung und Verarbeitung in elektronischen Systemen. Bei der Anwendung in
Beratungsgesprächen, im Unterricht und in Kursen ist auf dieses Buch hinzuweisen.

Projektleitung: Franz Leipold
Übersetzung: Eva Lepold
Redaktion und Satz: Print Company Verlagsgesellschaft m.b.H., Wien
Umschlagkonzeption: Zero Werbeagentur, München

Printed by Imago, China

ISBN 3-426-64154-2

Besuchen Sie uns im Internet:
www.droemer-knaur.de

Weitere Titel aus den Bereichen Gesundheit, Fitness und Wellness finden Sie im Internet unter
www.wohl-fit.de

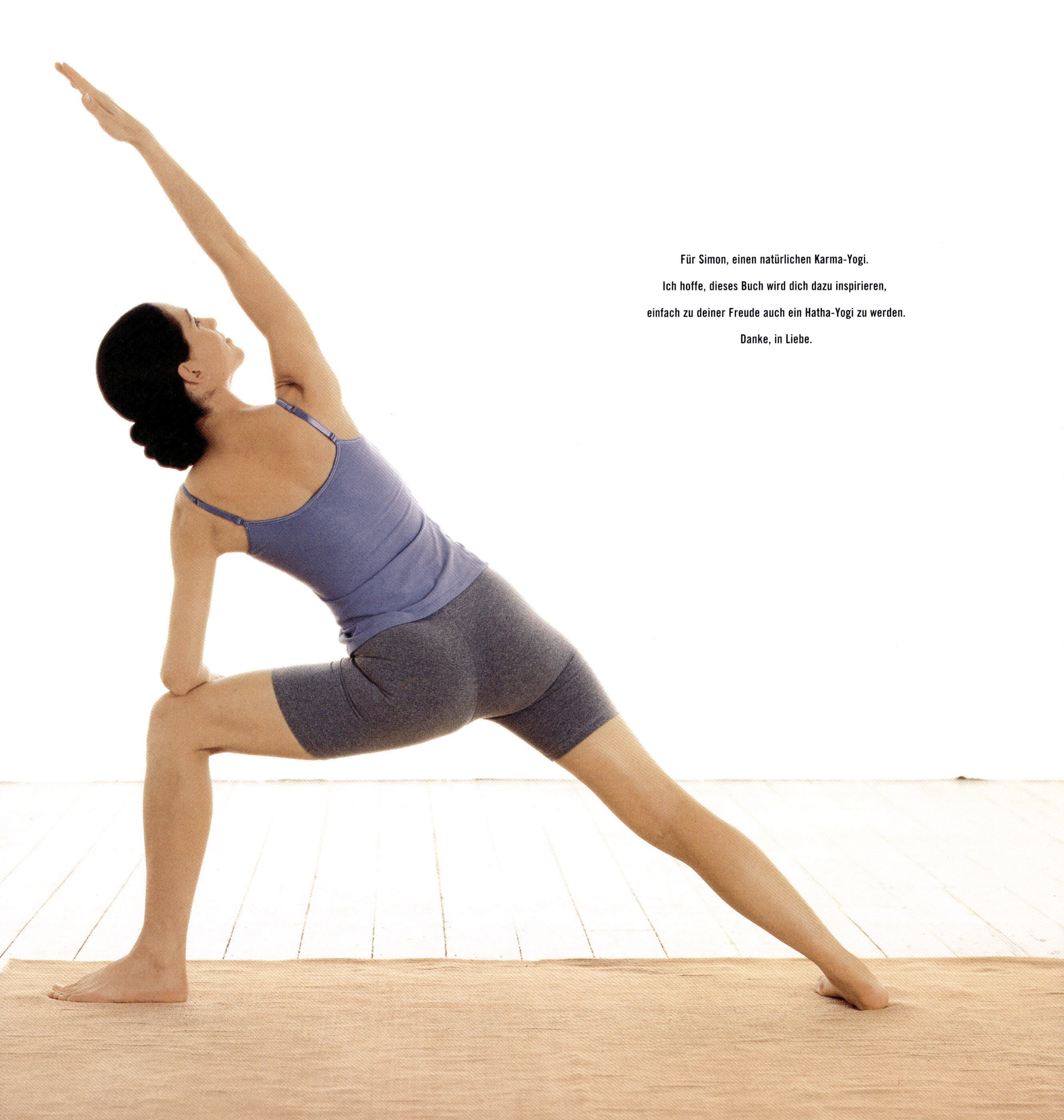

Für Simon, einen natürlichen Karma-Yogi.
Ich hoffe, dieses Buch wird dich dazu inspirieren,
einfach zu deiner Freude auch ein Hatha-Yogi zu werden.
Danke, in Liebe.

Inhalt

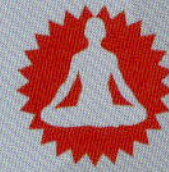

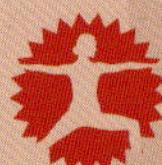

IN DEM BUCH VERWENDETE SYMBOLE

(3)   CD-Nummer

✓   Gut für/bei… / Lösung eines Problems

✕   Vermeiden bei… / Problem mit Position

!   Vorsicht bei…

◎   Siehe Kapitel 3 für Problemlösungen

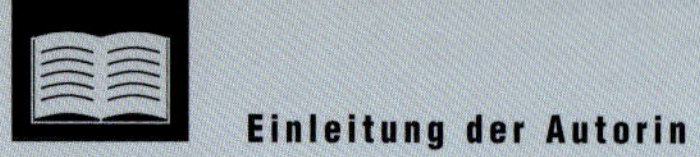

Einleitung der Autorin

Der Prozess, Yoga zu erlernen, wurde oft mit dem Schälen einer Zwiebel verglichen, bei der man Schicht um Schicht ablöst, um das zarte Herz in ihrem Inneren zu entdecken. Yoga dient nicht dazu, etwas Neues zu erlernen, sondern etwas Ewiges zu enthüllen – das Selbst, das immer vorhanden war und ist und nur durch Schichten des Lernens und der Geschichte verdunkelt wurde.

Ich hatte dieses Bild immer vor Augen, während ich dieses Buch schrieb, und hoffe, es hat mir geholfen, dem Leser meine tägliche Yogapraxis auf einfache und klare Weise nahe zu bringen.

Der Sinn einer Yogapraxis liegt nicht darin, sich in schmerzvolle Verrenkungen zu zwingen, sondern die Empfindungen, die die Übungen, Atmung und Meditation hervorrufen, zu erfahren, zu beobachten und zu regulieren. Natürlich wird nicht jeder alles in diesem Buch einfach finden. Wir sind alle verschieden und besitzen unsere einzigartige Kombination von Stärken und Schwächen. Ich habe jedoch versucht, das Buch so zu gestalten, dass der Inhalt leicht verständlich und erinnerbar ist und einen einfachen, grundlegenden Einstieg ermöglicht.

Wenn Sie einmal Ihren Weg zu Yoga gefunden haben, können Sie Ihre Praxis so kompliziert gestalten, wie Sie wollen! Genießen Sie es, neue Dinge zu probieren, trauen Sie sich, zu experimentieren – es ist wirklich einfach, eine elementare Praxis zu beginnen.

Die Übungen in diesem Buch sind das Resultat der jüngsten Arbeit mit meinen Schülern, besonders Anfängern. Ich danke diesen dafür, dass sie so inspirierende und willige Versuchskaninchen waren, und hoffe, dass dieses Buch dazu beiträgt, eine neue Generation von Zwiebelschälern in der Yogawelt zu begründen!

Zum Gebrauch dieses Buchs

DIESES BUCH enthält alles, um daheim eine einfache Yogapraxis mit Vertrauen zu beginnen. Bitte lesen Sie S. 22–25, bevor Sie mit den Yogapositionen beginnen. Diese Seiten enthalten elementare Sicherheitsrichtlinien und einfache Grundlagen, die Sie brauchen, um anzufangen.

• Kapitel 1 bietet etwas Hintergrundinformation und erklärt den Nutzen und die grundlegenden Prinzipien von Yoga.

• Kapitel 2 gibt Ihnen eine Auswahl von Positionen.

• Kapitel 3 schlägt Variationen und Anpassungen zu diesen Positionen vor. Schlagen Sie dort nach, wenn Sie eine Position in Kapitel 2 zu schwierig finden oder eine Variation probieren möchten. Diese Kapitel beantwortet einige in Yoga-Anfängerkursen häufig gestellte Fragen.

• Kapitel 4 erklärt Yoga-Atmung und Meditation. Diese Techniken sind einfacher und wirkungsvoller, wenn sie nach der Praxis grundlegender Positionen geübt werden.

• Kapitel 5 gibt einige zusätzliche Anleitungen für Leute, die Yoga als ergänzende Technik zu einer anderen Sportart interessiert. Yoga ist weitläufig als ideales Cross-Training anerkannt, und dieses Kapitel soll Ihnen helfen, eine passende Yogapraxis als Ergänzung zu Ihren anderen sportlichen Aktivitäten zu finden.

Die CD bietet der Reihe nach Audio-Anleitungen für jede Position in Kapitel 2 sowie einige der Meditations- und Atemübungen aus Kapitel 4. Die CD ist als komplette Yogasitzung gedacht, die vom Anfang bis zum Ende geübt werden sollte. Falls Sie jedoch irgendwelche Schwierigkeiten mit einer bestimmten Position haben, können Sie einfach zur Nummer der gewünschten Position springen und nur deren Anleitung anhören. Wenn Sie die Übungen gesondert anhören, schlagen Sie bitte immer im Buch nach, wie deren Ausgangsposition ist.

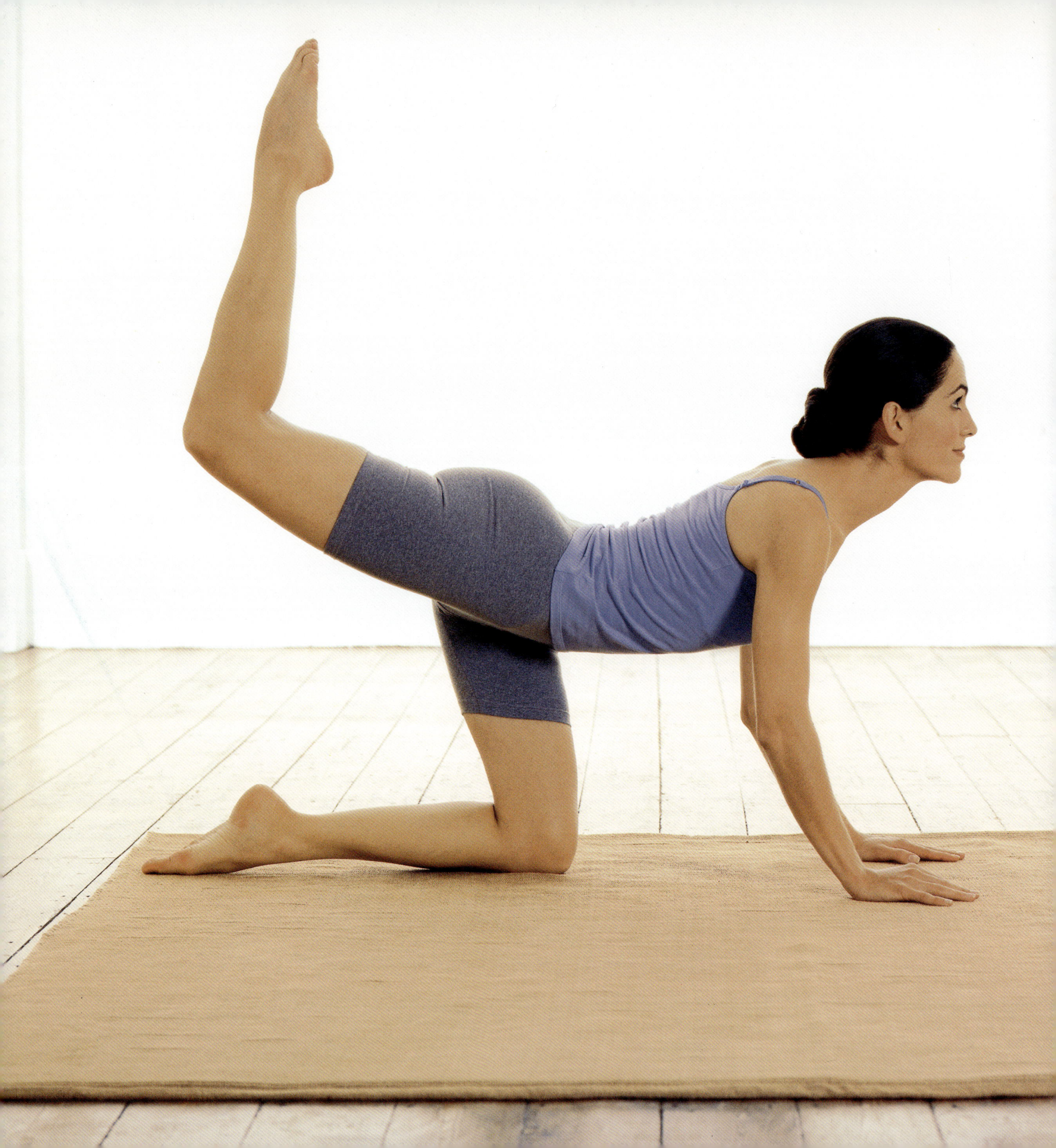

KAPITEL 1:
Einfache Prinzipien

Yoga zu beginnen ist einfach! Unabhängig von Ihrem Alter oder Ihrer körperlichen Verfassung können Sie gleich heute eine Yogaübung ausprobieren und einige sofortige Erfolge verzeichnen, wie eine Verbesserung Ihrer Stimmung und Ihres Energiehaushaltes, ein angenehmes Gefühl der Ruhe und Entspanntheit und einen besseren Schlaf. Langfristig hilft Ihnen Yoga, Ihre Gesundheit und Fitness zu maximieren und die Stress- und Verspannungssymptome, unter denen so viele von uns im täglichen Leben leiden, zu reduzieren. In diesem Kapitel finden Sie einfache Erklärungen, warum Yoga funktioniert und wobei er Ihnen helfen kann. Ebenso wird anhand von klar verständlichen Beispielen erläutert, in welcher Hinsicht Yoga sich von anderen Übungsformen unterscheidet. Außerdem finden Sie Einzelheiten darüber, wie Sie Ihre eigene Übungspraxis, die individuell auf Sie und Ihren Lebensstil zugeschnitten ist, zusammenstellen.

Was ist Yoga?

Yoga ist eine Technik, um ein gesundes und erfülltes Leben zu führen. Durch Kombination der Anleitungen für Übungen, Lebensführung und Meditation bietet Yoga einen praktisch anwendbaren Rahmen, um unser tägliches Leben ausgeglichen, gesund und in ständiger Selbstentwicklung zu führen. Yoga nährt den ganzen Menschen – Körper, Geist und Seele.

Yoga stammt aus Indien, seine Ursprünge liegen mehr als 2000 Jahre zurück. Das Wort „Yoga" hat viele Bedeutungen, wird jedoch oft mit „Einheit" übersetzt, was die Wichtigkeit der Verbindung von Körper, Geist und Seele widerspiegelt. Im Westen wird Yoga seit über 100 Jahren praktiziert – für viele von uns ist es mittlerweile so wichtig wie für seine Begründer in Indien.

Die Yogapraxis beinhaltet verschiedenste Disziplinen, deren gemeinsames Ziel die Selbsterkenntnis oder das Erreichen der höchsten Einheit ist. So wie der Begriff „Spiele" so unterschiedliche Formen des Zeitvertreibs wie Fußball und Schach bezeichnet, so umfasst auch Yoga verschiedenste Formen der Aktivität – von Meditation über Rezitation bis hin zum Kopfstand.

Dieses Buch stützt sich auf einen bestimmten Yogastil, den so genannten Hatha-Yoga (von „Sonne-Mond" oder „kraftvoll"), der sich auf Körperhaltungen und Atemübungen konzentriert. Es ist der im Westen bekannteste Yogastil. Die Übungen basieren auf den traditionellen Lehren, die etwas an den modernen westlichen Lebensstil angepasst wurden. Einige Übungen verlangten beispielsweise ursprünglich den Lotossitz – eine Haltung mit überkreuzten Beinen, die in der indischen Kultur normal, aber für uns oft schwierig einzunehmen ist. Das Entscheidende ist jedoch, dass die Haltung, die wir einnehmen, angenehm ist. Daher müssen wir diese gegebenenfalls anpassen und ein Kissen oder einen Stuhl benutzen, um so eher dem Geist als stur der Schrift der Vorväter zu folgen. Die Übungen sind einfach – sie erfordern vom Ausübenden nur geduldige Praxis.

Atemübungen (*Pranayama*) sind im Yoga von grundlegender Bedeutung. Da der Atem Geist und Körper verbindet, können wir durch das Erlernen von Atemlenkung positiv auf unsere geistigen und emotionalen Muster einwirken.

Sie werden sehr schnell die positive Wirkung der Atemübungen und der Körperhaltungen fühlen. Die meisten stellen fest, dass sie schon nach einer einfachen Praxis von nur 20 Minuten Wohlbefinden und tiefe Entspannung verspüren. Mit der Zeit kann sich dieses Empfinden verstärken, und Sie können die Vorteile Ihrer Yogapraxis in all Ihren Lebensbereichen erfahren.

Sie brauchen weder einen speziellen Glauben noch eine besondere Ausstattung, um Yoga zu praktizieren. Obwohl ein guter Lehrer nützlich wäre, ist Yoga grundsätzlich ein Prozess der Selbstbeobachtung, -entwicklung und -erkenntnis. Daher ist das Wichtigste für Sie, vertrauensvoll Yoga einfach für sich selbst zu üben. Dieses Buch soll Sie dabei bestmöglich unterstützen.

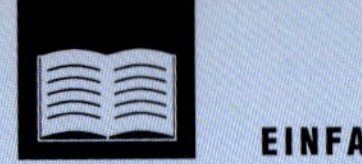

Was ist an Yoga anders?

Die steigende Popularität von Yoga hatte den positiven Effekt, Yogakurse für jeden zugänglich zu machen. Sie könnte allerdings auch zu dem Missverständnis geführt haben, Yoga mit anderen Übungsformen wie Pilates oder Aerobic gleichzusetzen. Yoga unterscheidet sich von diesen insofern, als es sich nicht nur mit dem Muskel- und Skelettapparat befasst. Es arbeitet auf anderen Ebenen, etwa dem Tiefengewebe, den inneren Organen, dem endokrinen System und dem Nervensystem.

Ebenso basiert Yoga auf der Theorie eines „Energiekörpers" oder feinstofflichen Körpers – den wir zwar nicht sehen können, dessen Effekte wir aber spüren. Der feinstoffliche Körper wird von einer Energieform durchflutet, die man *Prana* nennt (frei als „Lebensenergie" übersetzbar). Durch die Körperhaltungen und Atemübungen können wir das *Prana* beeinflussen und damit unseren Körper kraftvoll und gesund halten. Aber vor allem die Philosophie des Yoga und seine Fähigkeit, unsere mentalen und emotionalen Zustände zu beeinflussen, machen ihn zu einem Werkzeug für tief gehenden Wandel und Selbstentwicklung.

Im Gegensatz zu anderen Übungssystemen umfasst Yoga so viele Aspekte, dass es nicht einen bestimmten Weg gibt, ihn zu erfahren. Viele machen Yoga aus dem gleichen Grund: weil sie sich körperlich verspannt oder kraftlos fühlen und unter Stresssymptomen leiden, die auf ihre hektische Lebenweise zurückzuführen sind. Sie machen einige einfache Yogaübungen und fühlen sich schon bald besser. Manche vertiefen sich in die meditativen und philosophischen Aspekte von Yoga, während andere jahrelang Wohlbefinden aus ihren leichten Anfangsübungen ziehen, ohne sich jemals mit *Prana* oder dem feinstofflichen Körper auseinander setzen zu müssen.

Die Vielfalt der Zugänge zu Yoga spiegelt sich in der Vielfalt der Yogastile wider. Der allgemeine Begriff „Hatha Yoga" bezeichnet jeglichen Yoga, der mit Körperhaltungen (siehe S.12) arbeitet. Manche Stile, wie Astanga-Yoga, Power-Yoga und Dynamisches Yoga, sind kraftvoll und stark körperorientiert. Andere, wie Sivananda-Yoga, Viniyoga und Bihar-Yoga, kombinieren spirituelle Lehren mit den Atemübungen und Haltungen. Die Haltungen und Atemübungen in diesem Buch werden in fast all diesen Stilen verwendet. Sie werden diesen oder Variationen davon in jedem Yogakurs begegnen.

Obwohl Yoga positive Effekte erzielt, die andere Übungsformen nicht bieten, wurde oft darauf hingewiesen, dass es ihm an einem Element von Aerobic mangle, nämlich Herz und Lungen wirklich gesund zu halten. Das trifft bis zu einem gewissen Grad zu, besonders wenn Ihre Yogapraxis sehr sanft ist. Wandern oder Radfahren können diesen Mangel wettmachen und sind ein guter Grund, Ihren Blick vom Bildschirm zu lösen und frische Luft zu schnappen – was an sich schon erholsam ist. Auch durch die Kombination von yogischen Atemübungen und kraftvollen Standhaltungen erreichen Sie eine sanfte Form von Aerobic.

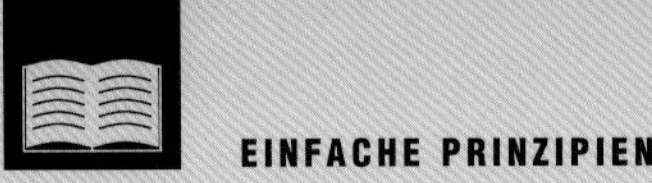

Unbeweglichkeit und Dehnung

Viele wagen gar nicht, an Yoga zu denken, weil sie sich für zu unbeweglich halten. Genau sie würden davon aber am meisten profitieren. Unbeweglichkeit ist in unserer Gesellschaft weit verbreitet – sogar Junge leiden durch chronische Verspannung und Muskelverhärtung unter Schmerzen, Gebrechen, und eingeschränktem Bewegungsvermögen. Wir werden zwar mit zunehmendem Alter etwas steifer, können aber unser Leben lang hinlänglich beweglich bleiben, so wir unsere Muskeln regelmäßig dehnen.

Was macht uns unbeweglich? Unser Körper verhärtet sich, um die Einwirkung von Schmerz zu vermeiden oder möglichst gering zu halten. Bei einem Knochenbruch versteifen sich z. B. die angrenzenden Muskeln, um als natürliche Schiene zu fungieren. Oder denken Sie daran, wie sehr sich Ihre Muskeln vor einer Injektion verhärten. Die Muskeln spannen sich in Bereitschaft zum Kampf oder zur Flucht („Kampf oder Flucht"-Reaktion). Dieser überlebenswichtige, natürliche Mechanismus kann allerdings nicht zwischen körperlicher Gefahr und emotionalem Druck – eventuell wegen einer knappen Abgabefrist oder einer hitzigen Debatte – unterscheiden und wird bei beiden aktiviert. Die Probleme entstehen, wenn wir diese Reaktion nach der Krise nicht völlig loslassen können.

Wir können unser ganzes Leben in einem unbewussten und unnötigen Zustand angespannter Gefechtsbereitschaft verbringen. Wir mögen Stresssymptome wie Erschöpfung (es ist sehr ermüdend, den Körper ständig handlungsbereit zu halten!), Unbeweglichkeit, Muskel- und Rückenschmerzen, Verdauungsprobleme, Angst, Kopfweh spüren. Die Steifheit kann ein oder zwei Stellen (oft Nacken, Schultern, Hüften oder unteren Rücken) oder den ganzen Körper betreffen. Ein verhärteter Muskel ist nicht mehr voll beweglich. Dies schränkt die Atmung und die Zirkulation der Körperflüssigkeiten ein. Steife Muskeln werden nicht ausreichend mit Blut und Lymphflüssigkeit versorgt und daher auch nicht vollständig entgiftet, wodurch sich Stauungen ergeben und sie teils austrocknen können.

Dehnen hilft, die Muskeln zu entspannen. Es sagt dem Gehirn, dass der Notfall vorüber ist, und holt den Körper aus der gewohnten, von Stress verursachten Verkrampfung und erinnert ihn an eine normale Haltung. Die Muskeln reagieren dann im Notfall sogar schneller, aber entspannen sich auch wieder schnell und vollständig, sobald dieser vorüber ist.

Der Geist spielt dabei eine wichtige Rolle. Die Yogahaltungen verlangen, dass wir uns ganz darauf konzentrieren, was in unserem Körper passiert, wenn wir uns dehnen. In dieser Hinsicht nutzen wir die Körperhaltungen als analytische Methode, um uns auf einer tief liegenden Ebene zu verstehen, wenn wir die Veränderung des Körpers, Atems und Geistes beobachten, während wir in einer Haltung Fortschritte machen. Sie werden sich beim Yoga auf Grund dieser nach innen gerichteten Aufmerksamkeit nicht verletzen. Ohne diese zielgerichtete Aufmerksamkeit werden Sie merken, dass der Körper zu den gewohnten Stressreaktionen zurückkehrt – auch während der Yogahaltungen.

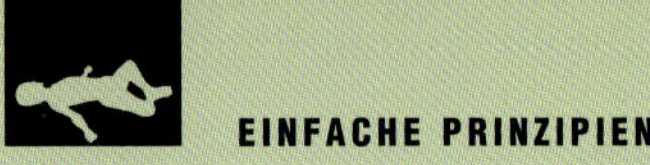

Passive und aktive Dehnung

Wenn Sie die Yogahaltungen beginnen, werden Sie merken, dass Sie eine „gute" und „schlechte" Seite haben – eine ist beweglicher als die andere. Die meisten von uns sind bei der Geburt ziemlich symmetrisch, werden aber, sobald wir anfangen uns zu bewegen, immer asymmetrischer. Rechts- oder Linkshänder zu sein bedeutet, dass wir eine Körperhälfte für bestimmte Bewegungen vorziehen. Wenn Sie eine Handtasche immer über derselben Schulter tragen oder ein Bein über das andere schlagen, verstärken Sie diese Asymmetrie.

Yoga hilft, diese Asymmetrie zu mildern, wird diese aber nicht völlig ausmerzen, was weder nötig noch wünschenswert ist. Wenn Sie bemerken, dass Ihre Haltung asymmetrisch ist, können Sie asymmetrisch Yogapositionen üben, um Ihr Gleichgewicht schnell wiederherzustellen. Sie können z. B. eine Haltung drei Mal wiederholen – zuerst die „schlechte" Seite, dann die „gute" und zuletzt wieder die „schlechte" Seite.

Es mag hilfreich sein, mit passiver Dehnung und Tiefenentspannung zu arbeiten, bei welchen

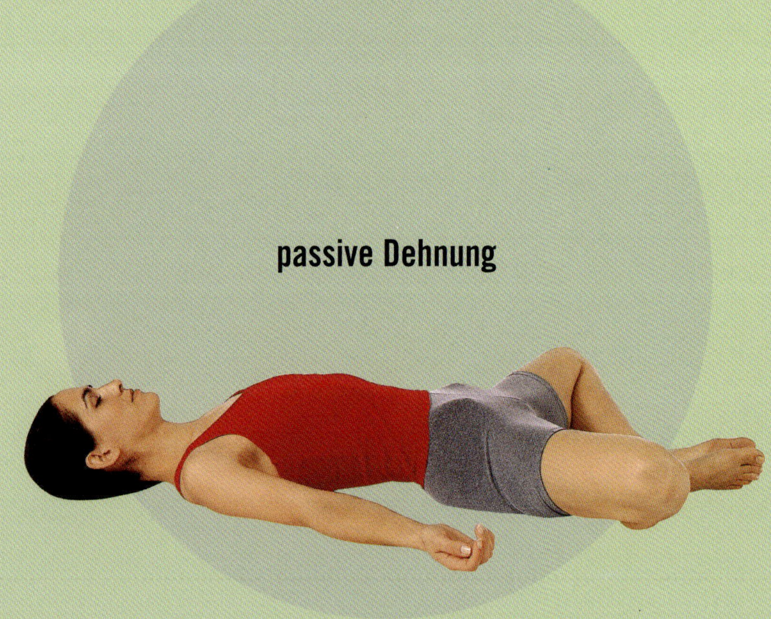

passive Dehnung

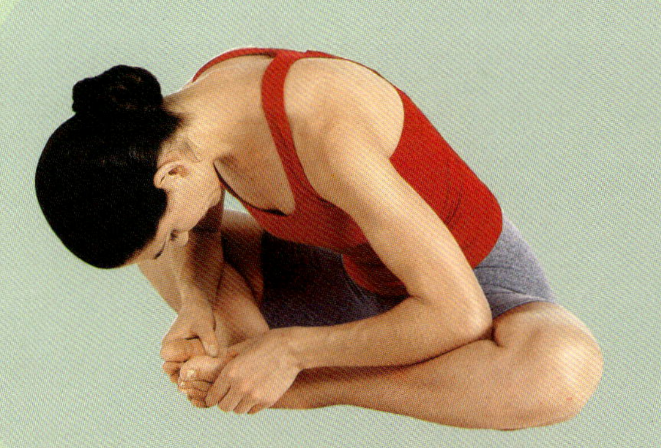

aktive Dehnung

Sie den Körper in eine bestimmte Position bringen und sich möglichst tief dabei entspannen. Diese Methode hilft, zu tief liegenden Verspannungen vorzudringen, die durch die gewohnte Bewegung verstärkt wurden (wie z. B. ein leichtes Hinken, das noch Jahre nach der Heilung einer Verletzung bleibt).

Die Positionen auf diesen Seiten fördern die Öffnung des Hüftgelenks: Rechts drücken Muskeln im Oberkörper und den Armen aktiv abwärts, um die Beine zu dehnen. Links arbeitet die Schwerkraft, während Sie in der Stellung passiv dehnen und alle Muskeln locker lassen. Beide Methoden sollten kombiniert werden, um wirkungsvoll zu dehnen.

Muskeln arbeiten generell in Paaren: Ein Muskel streckt sich, während der andere sich zusammenzieht. Spannt man z. B. den Bizeps an,

so dehnt sich der Trizeps. Yogahaltungen ergänzen einander so, dass jeder Muskel in einer Sitzung einmal angespannt und gedehnt wird.

Dehnen ist grundlegend für Fitness und Wohlbefinden, da die Beweglichkeit davon abhängt. Trainingsprogramme, die nur Ausdauer und Stärke betonen, können zu mentalem und physischem Ungleichgewicht führen. Dehnung ist ein interner Prozess, bei dem es nicht darum geht, Ziele zu erreichen und Grenzen zu überschreiten, sondern Raum zu schaffen und Spannungen loszulassen.

Yoga als Gegenpol zur Arbeit

Unser Körper ist dafür geschaffen, den Tag über ständig in Bewegung zu sein und dabei abwechselnd ganz verschiedene Haltungen einzunehmen: Wir stehen, sitzen, knien und dehnen und drehen uns dabei, oder wir gehen und laufen oder wir sind einfach ruhig. Auch die Augen sind für rege Aktivität geschaffen, um vom nahen Fokus auf Details wieder auf einen breiten Blick auf den Horizont zu wechseln und umgekehrt. Der Alltag besteht für die meisten jedoch darin, mindestens einige Stunden über dem Schreibtisch oder vor dem Computer zu hängen, im Auto zu sitzen oder vor dem Fernseher oder anderen Geräten herumzulungern.

Es ist daher kaum erstaunlich, dass Rückenschmerzen in den Industrieländern zum Alltag gehören. Wenn es uns an der Muskelkraft fehlt, um unser Skelett zu stützen, bauen wir Bereiche chronischer Verspannung und Steifheit auf und beginnen das Gefühl für unseren Körper zu verlieren, da wir sprichwörtlich vom Computer, Fernsehen oder von der Arbeit absorbiert werden.

Das Beste, um dem Stress und den Spannungen des modernen Lebens zu entkommen, wäre natürlich, in einen körperlich aktiveren und stressfreieren Beruf zu wechseln. Für die meisten von uns geht es jedoch darum, mit den bestehenden Gegebenheiten besser umzugehen. Yoga hilft Ihnen, die negativen mentalen und physischen Effekte von Untätigkeit und schlechter Haltung auszugleichen. Er bietet eine Möglichkeit, den Körper wieder zu seiner vollen Kraft zu erwecken. Sie werden dabei

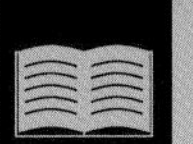

von Ihrem Körper verlangen, dass er steht, hockt, kniet, liegt und sich in alle Richtungen dreht und beugt. Sie werden jeden Zentimeter Ihres Körpers systematisch anspannen und dehnen. Dies lässt die Muskeln flexibel und stark werden und den Geist sich daran erinnern, was es heißt, den Körper bewusst wahrzunehmen!

Yoga ist nicht die einzige Art, die Folgen des modernen Arbeitslebens auszugleichen, aber eine der besten. Das Spektrum an Yogaübungen ist umfassender und ausgeglichener als die meisten Sportarten oder Aerobic-Programme (da es Unter- und Oberkörper, Vorder- und Rückseite, interne sowie externe Muskeln gleichmäßig beansprucht). Ein gutes Beispiel dafür ist, wie sehr die Yogapraxis auf Hände und Füße eingeht. Denken Sie nur, wie wichtig dies ist, gerade wenn Sie die ganze Woche am PC tippen und enge Schuhe tragen.

Yoga geht auf Sie als ganzheitlich verbundener Organismus ein und verschreibt Ihnen Übungen für Ihre Augen, Ihren mentalen Fokus, Ihre Atmung, Ihren emotionalen Zustand sowie Ihre Muskeln und Ihr Verdauungssystem. Am wichtigsten ist vielleicht, dass die Grundprinzipien von Yoga leicht zu verstehen sind und eine einfache Yogapraxis für absolut jeden, der will, erlernbar ist.

Für jene, die tiefer in Yoga eintauchen wollen, bietet er eine fast endlose Quelle zur persönlichen Entwicklung und Erforschung, die weit über Muskel- und Gelenkgrenzen hinausgeht. Das heißt, Sie können Yoga ein Leben lang praktizieren und doch nie perfekt werden — und auch nie gelangweilt sein!

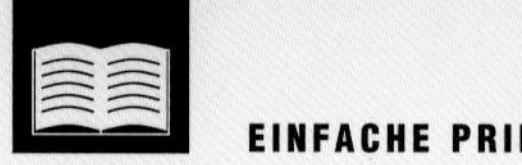

Eine einfache Praxis aufbauen

Wenn Sie Ihre Yogapraxis planen, beziehen Sie Ihre Lebensumstände und Umgebung mit ein. So werden Sie z. B. mit Kindern wenig Zeit haben, allein zu üben. Dann lassen Sie diese mitmachen! Es ist für alle angenehm, ein paar Minuten lang Körperhaltungen zu üben.

Schaffen Sie es, jeden Tag eine Stunde oder mehr zu üben, ist dies wunderbar. Wenn nicht, verzweifeln Sie nicht. Auch nur 10 Minuten täglich sind angenehm, und eine längere Sitzung zwischendurch scheint luxuriös!

Bei kaltem Wetter werden Sie viele kraftvolle Übungen zum Aufwärmen brauchen. Wenn es heiß ist, werden Sie Atemübungen und Meditation vorziehen oder Yoga nur am kühlen Morgen oder Abend machen wollen.

Ziehen Sie Morgensitzungen vor, dann werden Sie kraftvolle Standhaltungen machen müssen, um sich in Fahrt zu bringen, denn Sie sind am Morgen um einiges unbeweglicher als am Abend. Sollten Sie vor dem Schlafengehen üben, ist eine ruhige Praxis gut, um den Körper zu entspannen und auf den Schlaf vorzubereiten. Falls Sie kraftvolle Standhaltungen machen, wirken Sie mit sanftem Vorbeugen und passiven Positionen wie dem Schneidersitz (siehe S.64) dagegen. Oder Sie beschränken sich auf ruhige Stellungen.

HALTUNGEN AUSWÄHLEN: Allgemein sollte eine komplette Praxis eine Mischung von Positionen umfassen: einige Wirbelsäulenübungen wie Vor- und Rückbeugen, Seitbeugen und Drehungen sowie stehende, liegende, sitzende und umgekehrte Positionen. Ab und zu kann eine Praxis, die sich auf nur einen Aspekt, wie Positionen im Liegen, konzentriert, sehr nutzbringend sein.

Sie müssen sich bewusst werden, wie die Positionen während der Praxis und danach auf Sie wirken. Sobald Sie dies wissen, können Sie bald Abläufe von Positionen, die Ihnen gut tun, zusammenstellen.

Denken Sie daran, wofür Sie Yoga machen. Sind Sie ein Sportler, der sich von einer Verletzung erholt, dann ist Yoga für Sie eine sanfte Rehabilitationstherapie. Wenn Sie überwieged am Schreibtisch arbeiten und sich kraftlos oder übergewichtig fühlen, dann werden Sie eine kraftvolle Yogapraxis vorziehen, um Ihren Beruf auszugleichen. Beginnen Sie in jedem Fall langsam und übertreiben Sie nie. Yoga sollte weder beim Üben noch am nächsten Tag weh tun!

WEITERE HINWEISE: Sind Sie schwanger, krank, älter oder nur begrenzt beweglich, befragen Sie einen qualifizierten Lehrer. Die Yogatradition rät, in der Menstruation keine schwere Praxis zu machen und alle Umkehrstellungen zu meiden (Schulter- und Kopfstand, Brücke sowie Hund).

Auch wenn die westliche Medizin diesen Glauben nicht stützt, gibt es keinen Grund, der Natur nicht ihren Lauf zu lassen und den Körper umzudrehen, sodass das Blut wieder zurück in den Körper fließt. Die meisten Frauen ziehen in dieser Zeit ohnehin eine sanftere Praxis vor.

Praktische Grundlagen

Die häufigste Frage zur Yogapraxis lautet: Wie lange und wie oft? Ehrlich gesagt, das liegt an Ihnen.

Jemand, der lange und in einem anstrengenden Beruf arbeitet, wird oft gestresst und angespannt und an den Wochenenden erschöpft sein. An den freien Tagen mag gerade genug Zeit und Energie bleiben, den Haushalt zu erledigen.

Eine Person, die so ein Leben führt, könnte mit einer 15-minütigen Yogapraxis am Morgen oder Abend beginnen, um sich auf den Tag vorzubereiten oder ihn abzuschließen. Dies mag zu einer kurzen täglichen Praxis werden, die Ruhe und Klarheit bringt, um mit der anspruchsvollen Tagesplanung fertigzuwerden.

Stellen Sie sich umgekehrt jemanden vor, der einen monotonen Beruf ausübt. Vielleicht fühlt diese Person sich oft lethargisch und unmotiviert. Sie wird ihrem Leben vielleicht etwas Energie zuführen wollen und so von einer regelmäßigen Morgenpraxis mit kraftvollen Yogahaltungen, die 40 bis 60 Minuten dauert, profitieren.

Sie werden bald herausfinden, was Ihnen gut tut und wie Sie die Yogapraxis Ihren Bedürfnissen anpassen. Zehn Minuten Yoga pro Woche sind besser als gar nichts. Im Allgemeinen ist eine kurze Praxis pro Tag besser als ab und zu eine lange, aber wenn es sich zeitlich nicht anders ausgeht, machen Sie Yoga nach Ihrem Ermessen! Wenn Sie mehr als eine Stunde Yoga pro Tag üben, dann sollten Sie eventuell einen geeigneten Lehrer suchen, der Sie anleitet.

Hier folgen einige Tipps für eine gute Praxis:

EMPFEHLUNGEN UND VORSICHTSMASSNAHMEN:

- Tragen Sie weite Kleidung, und gehen Sie barfuß.

- Üben Sie in einem warmen, gut gelüfteten Raum.

- Benutzen Sie ein flaches Kissen oder einen Yogablock. Besitzen Sie keinen Yogablock, dann nehmen Sie ein großes Buch (Telefonverzeichnis). Eine rutschfeste Yogamatte ist nützlich, aber nicht notwendig.

- Atmen Sie sowohl beim Ein- als auch Ausatmen durch die Nase. Jeder Atemzug sollte fließend, weich und regelmäßig sein: Kontrollieren Sie öfters.

- Verwenden Sie für manche Positionen einen Stuhl mit harter Sitzfläche und einer offenen Lehne. Er sollte nicht rutschen. Sie brauchen ihn auch für Meditations- und Atemübungen, falls Sie nicht bequem am Boden sitzen können.

- Üben Sie nie in der Mittagssonne.

- Üben Sie nie mit vollem Magen – warten Sie mindestens 90 Minuten nach dem Essen. Die beste Zeit ist morgens vor dem Frühstück.

- Trinken Sie kein Wasser, während Sie Positionen üben. Warten Sie, bis Sie damit fertig sind.

- Übertreiben Sie keine der Positionen oder Atemübungen. Falls eine Haltung weh tut, gehen Sie langsam und behutsam aus ihr heraus.

- Üben Sie nicht vor einem Spiegel, da dies Ihre Konzentration darauf lenkt, wie die Haltung aussieht, und nicht darauf, wie sie sich anfühlt.

- Keine Sorge, wenn Sie nicht wie auf den Fotos aussehen – Ihr Körper ist einzigartig. Folgen Sie sorgsam und schrittweise der Anleitung, und spüren Sie, wie Sie am besten die Position anpassen.

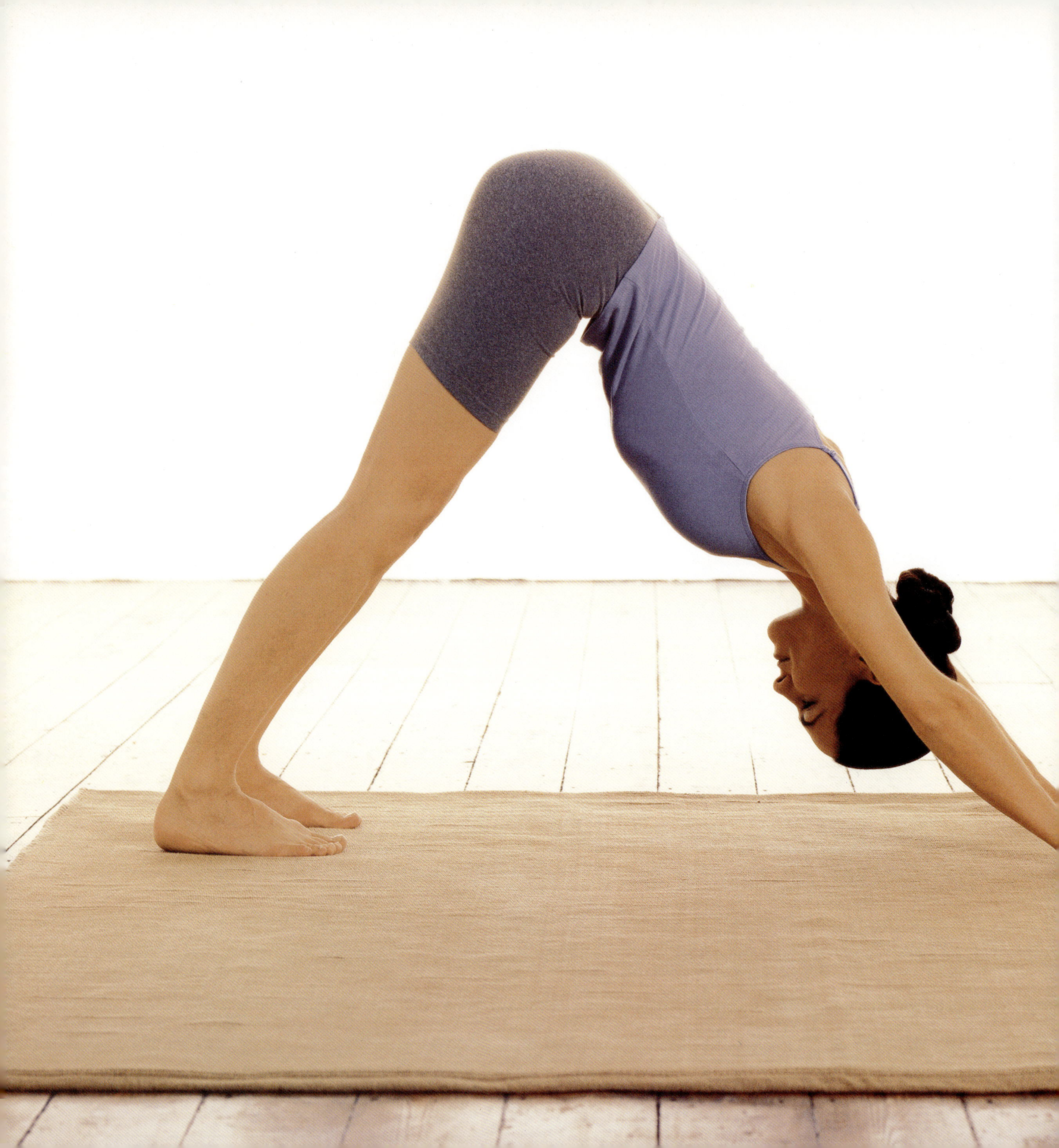

Kapitel 2:
Einfache Haltungen

Hier finden Sie 22 grundlegende Körperhaltungen zur Auswahl für die Grundlage Ihrer Yogapraxis. Diese wurde deswegen gewählt, weil sie einfache, klassische Positionen sind, die ein breites Spektrum von Bewegungen umfassen und den ganzen Körper einbeziehen. Sie finden für jede Position eine Fotografie der angestrebten Körperhaltung sowie Anleitungen, wie Sie in diese Haltung hineingehen und aus ihr herausgehen sollten und wie Sie diese halten. Einige Körperhaltungen sind anspruchsvoller als andere. Manche erfordern mehr Kraft und andere mehr Beweglichkeit. Sollten Sie mit einer bestimmten Position Schwierigkeiten haben, dann lesen Sie in Kapitel 3 nach, wie Sie diese Haltung zu Ihrer Erleichterung an Ihren Körper anpassen können.

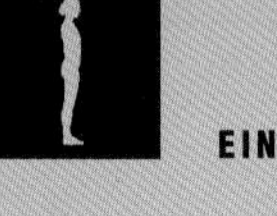

Stehen und Balance halten

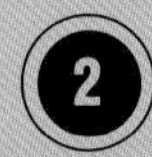

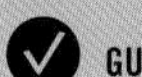 GUT

für Balance,
Koordination, Gefühl
der Mitte

STEHEN Stellen Sie Ihre Füße etwa 20 cm parallel zueinander. Strecken Sie die Beine. Ziehen Sie sanft Ihre Unterleibsmuskulatur ein, und entspannen Sie Schultern und Gesäß. Senken Sie leicht Ihr Kinn, um den Nacken lang zu machen. Lassen Sie die Arme seitlich hängen, und strecken Sie Ihre Finger sanft nach unten. Atmen Sie fließend und gleichmäßig.

BALANCE Blicken Sie geradeaus. Beim Einatmen heben Sie beide Arme über den Kopf und Ihre Fersen vom Boden, um in eine Balancehaltung zu gelangen. Beim Ausatmen senken Sie Fersen und Arme wieder.

ANMERKUNGEN

Stehen Sie ruhig da, fühlen Sie die Kraft und Balance Ihres Körpers mit minimalem Muskelaufwand. Finden Sie den Punkt, wo Ihr Gewicht genau über Ihren Füßen ist, sodass sich der Druck gleichmäßig auf Ballen und Fersen des rechten und linken Fußes verteilt.

Zur Gleichgewichtsförderung heben Sie Ihre Arme seitlich (leichtere Variante) oder vor sich hoch. Wählen Sie eine Variante oder wechseln Sie ab. Dabei sollen Atmung, Bewegung der Arme und der Ferse so koordiniert werden, dass sie gemeinsam beginnen und enden.

Diese Übung fördert das Gefühl von Stabilität und Zentriertheit, das Sie am Beginn Ihrer Yogapraxis brauchen. Hetzen Sie nicht durch, um zu etwas Spannenderem zu kommen — nehmen Sie sich die Zeit, sie richtig auszuführen. Sie ist gar nicht so leicht, wie sie scheint.

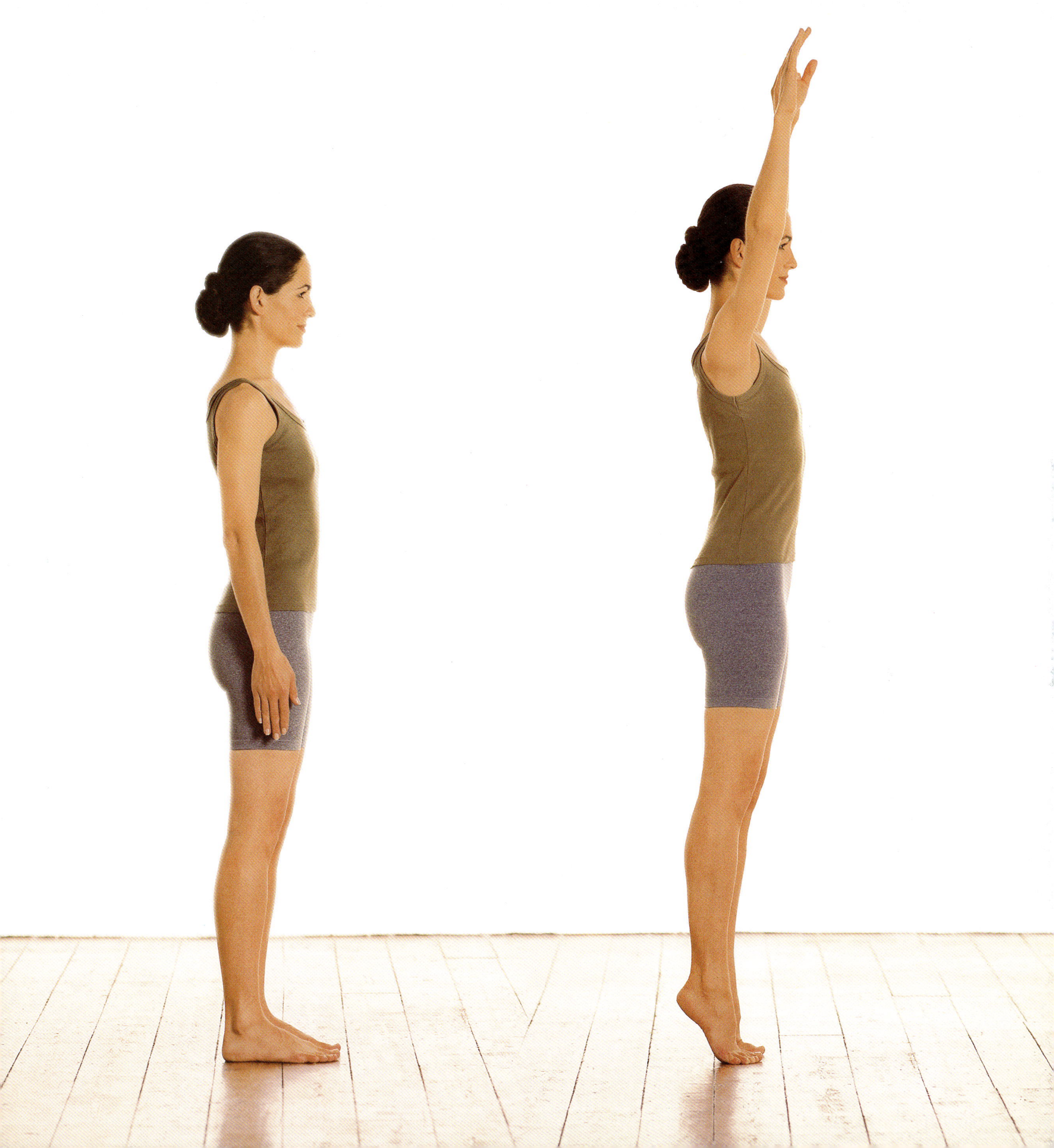

Vorbeuge

 **GUT**
für Kniesehnen,
Verdauung,
Beweglichkeit der
Wirbelsäule

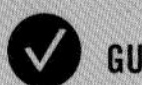 **VORSICHT BEI**
akuten
Rückenschmerzen,
Ischiasproblemen

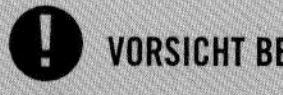 SIEHE S.74–75

Stehen Sie, die Füße etwa 20 cm voneinander entfernt. Heben Sie beim Einatmen Ihre Arme über den Kopf. Beim Ausatmen beugen Sie sich aus der Hüfte mit geradem Rücken nach vorne. Senken Sie dabei Ihre Arme seitlich, bis Sie mit den Händen oder Fingern den Boden berühren. Falls nötig beugen Sie leicht die Knie, um den unteren Rücken zu entlasten. Entspannen Sie Nacken, Kiefer und den oberen Rücken. Atmen Sie ein, richten Sie sich wieder auf und heben Sie die Arme seitlich wieder über den Kopf. 6-mal wiederholen oder zur intensiven Praxis einige Atemzüge lang halten.

ANMERKUNGEN

Das Ziel ist nicht, „die Zehen zu berühren", sondern ein fließendes und enspanntes Vorbeugen in Koordination mit der Atmung zu erreichen. Mit jeder Wiederholung fällt dies leichter.

Die Vorbeuge unterstützt die Dehnung des Rückens und der Rückseite der Beine. Sie regt das Verdauungs- und Ausscheidungssystem an und wärmt sanft den Körper auf. Das Vornüberhängen des Kopfes löst Verspannungen im oberen Rücken und Nacken.

Vorbeugen haben allgemein eine introspektive Wirkung und helfen Ihnen, sich zu konzentrieren und Ihr Bewusstsein nach innen zu lenken, besonders am Beginn einer Praxis. Sie können Ihnen helfen, die Dinge von einem neuen Blickwinkel aus zu sehen und Ihren Kopf klar zu bekommen, wenn Sie gestresst sind.

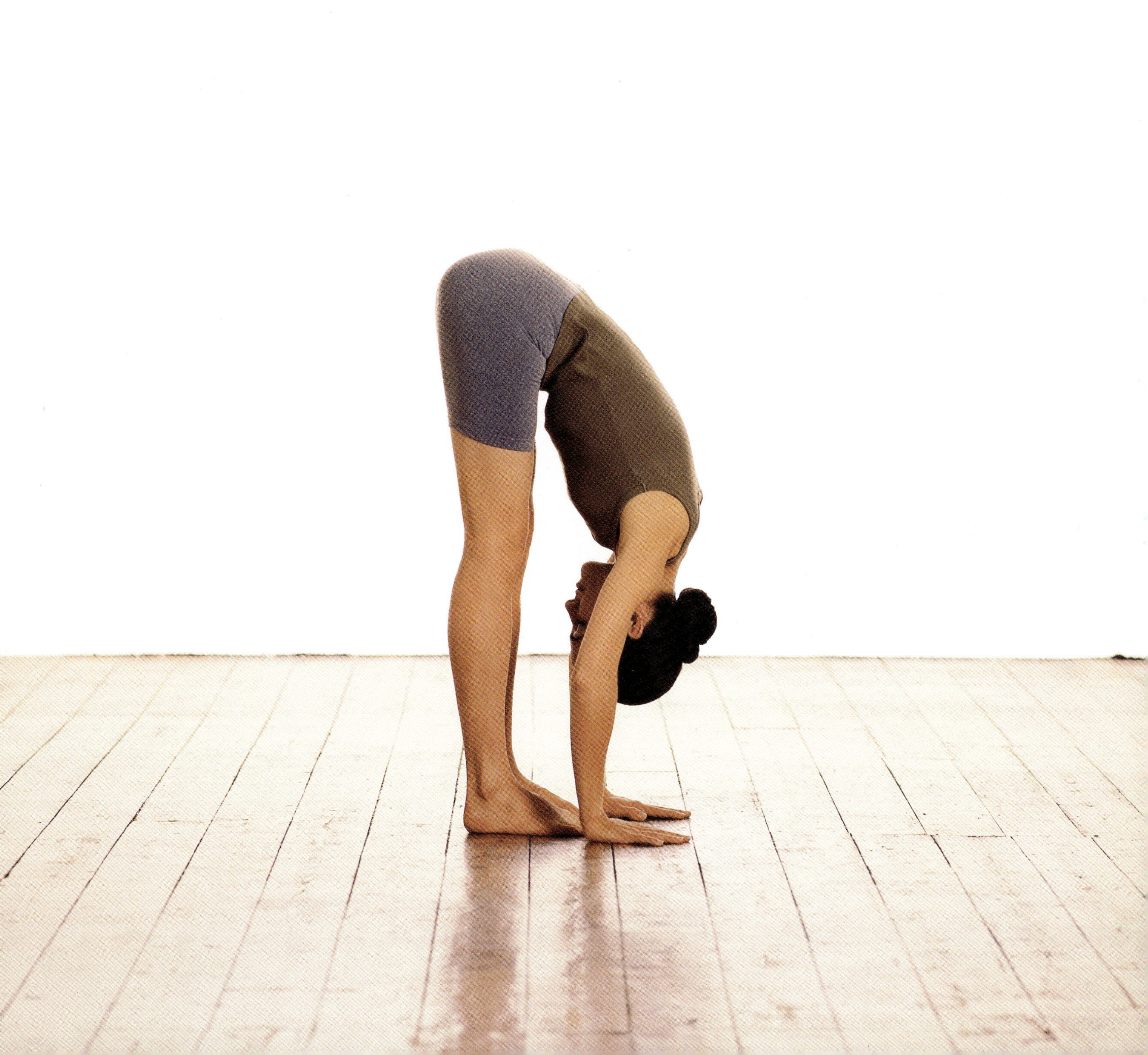

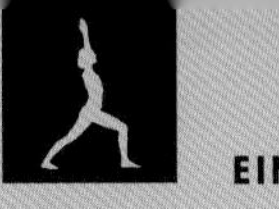

Krieger

④

GUT
für Oberschenkel,
Unterleibsmuskulatur
und Durchhaltekraft;
bei Vertrauensmangel,
leichter Depression

❗ VORSICHT BEI
sehr hohem Blutdruck,
akutem Schmerz im
unteren Rücken

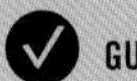
SIEHE S.76–77

Geschlossene Beinhaltung. Drehen Sie Ihren rechten Fuß etwas auswärts, und machen Sie mit dem linken Fuß parallel einen großen Schritt vorwärts. Ihre Hüften weisen gerade nach vorn. Heben Sie beim Einatmen die Arme über den Kopf. Beugen Sie beim Ausatmen Ihr linkes Knie so tief Sie können, ohne die hintere Ferse vom Boden zu nehmen. Einatmen und die Arme fest nach oben recken. Blick leicht nach oben, der Nacken ist lang, der Hals entspannt. Spannen Sie Ihre Unterleibsmuskeln an. Bleiben Sie 2 bis 6 Atemzüge, dann senken Sie die Arme und schließen die Beine. Nun die andere Seite.

ANMERKUNGEN

Dies ist einen kräftigende Haltung, die Ihre Beine hart arbeiten lässt und Ihre Wirbelsäule ausgiebig dehnt. Auch wenn dies eine sehr kraftvolle Haltung ist, achten Sie darauf, sie nicht so kraftvoll auszuführen, dass sie schmerzhaft ist. Nutzen Sie Ihre Atmung als Unterstützung, um die Haltung ein wenig in Bewegung zu halten, wenn Sie die Außenseite Ihrer hinteren Ferse fest zu Boden drücken und gleichzeitig Ihre Bauchmuskeln anspannen (das Anspannen der Unterleibsmuskulatur dient der Unterstützung Ihres Rückens).

Die Haltung fördert Ihre geistige Wachheit und hilft Ihnen, Standfestigkeit und Kraft zu entwickeln. Sie unterstützt Sie darin, den Herausforderungen des Lebens mit Vertrauen und Durchhaltevermögen entgegenzutreten.

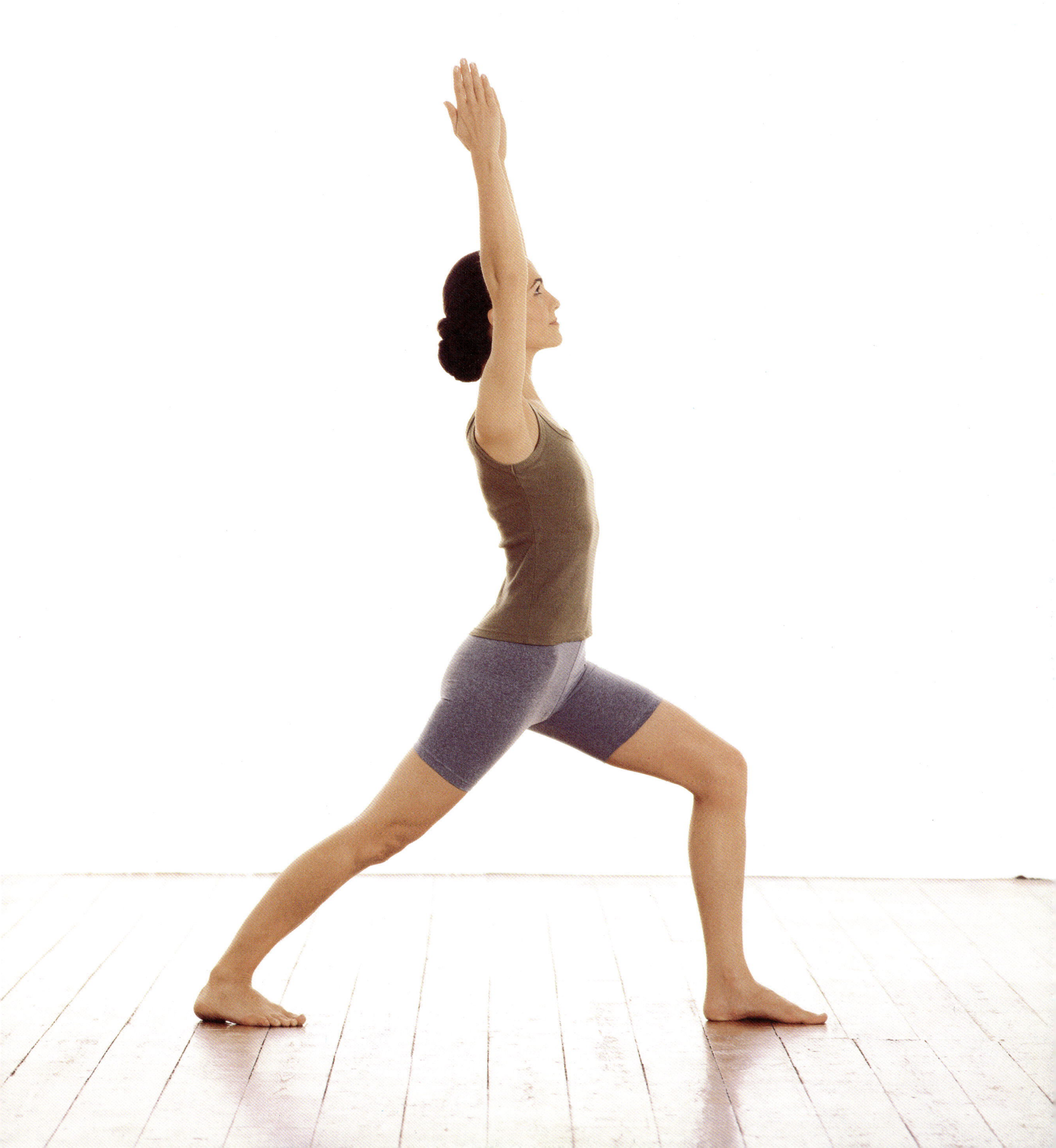

Seitlicher Winkel

(5)

 **GUT**
für Hüften und
Schenkel,
Bauchmuskulatur,
Bewusstsein

 **VORSICHT BEI**
früheren
Knieverletzungen oder
Leistenproblemen

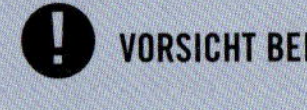 SIEHE S.78

Weite Grätsche. Drehen Sie den linken Fuß auswärts und die Zehen des rechten Fußes leicht nach innen. Atmen Sie ein, und heben Sie die Arme auf Schulterhöhe, strecken Sie dabei Beine und Rumpf. Beim Ausatmen beugen Sie tief das linke Knie und lassen es genau über Ihren Zehen. Beim nächsten Ausatmen legen Sie Ihren linken Unterarm auf den Schenkel. Atmen Sie ein, und heben Sie den rechten Arm über den Kopf, um damit eine Diagonale von der Ferse zu den Fingerspitzen zu bilden. Der Rücken bleibt gerade. Halten Sie die Position 2 bis 6 Atemzüge. Dann die andere Seite.

ANMERKUNGEN

Diese Haltung ist gut für die Flexibilität der Hüften, das Stehvermögen und die Kraft. Es strafft den Oberkörper und die inneren Organe und hilft dabei, die Unterleibsmuskulatur als Stütze der Wirbelsäule aufzubauen. Ihre Seiten werden offener, besonders die Leisten und die Hüftgelenke. Legen Sie viel Energie in die Diagonale, die Ihr Körper formt, damit die Haltung vitalisierend und energetisierend wirkt. Lassen Sie nicht Ihr ganzes Gewicht gemütlich auf Ihrem Ellbogen und dem Oberschenkel ruhen! Ihre Schultern sollten nicht nach oben zu Ihren Ohren gequetscht werden. Beißen Sie nicht die Zähne zusammen! Diese Haltung besitzt auch einen Aspekt von Durchhaltevermögen, daher ist sie ideal für willensschwache Menschen oder solche, die Ihre Lebenslust verloren haben.

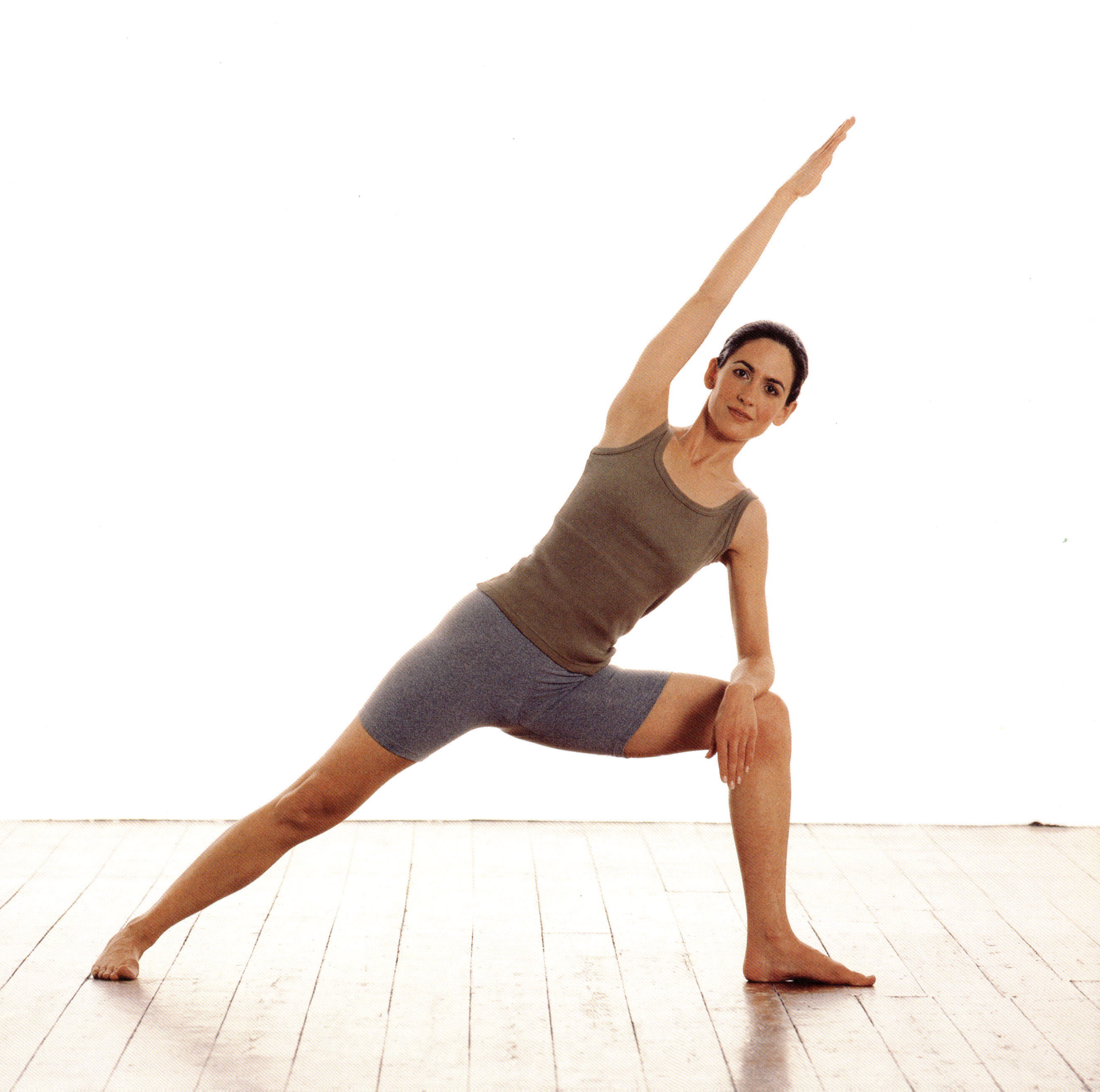

Dreieck

6

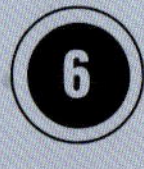

GUT
für Stärke und
Flexibilität von Hüften,
Rippen und Beinen

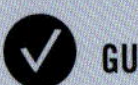

VORSICHT BEI
akutem Schmerz im
unteren Rücken oder
einer Knieverletzung

SIEHE S.79

Weite Grätsche. Der linke Fuß zeigt nach außen, die Zehen des rechten Fußes nach innen. Heben Sie beim Einatmen Ihre Arme auf Schulterhöhe. Spannen Sie die Beinmuskeln an, und drehen Sie den linken Schenkel auswärts, bis Ihr Knie auf einer Linie mit dem Knöchel liegt. Sie beugen sich beim Ausatmen tief aus der linken Hüfte, strecken den Rumpf und legen Ihre linke Hand auf Ihr Schienbein. Heben Sie den rechten Arm über den Kopf, und öffnen Sie die linke Seite Ihres Körpers, sodass er flach nach vorne zeigt. Blick auf den rechten Daumen. 2 bis 6 Atemzüge, dann einatmen und zurück in den Stand. Andere Seite ebenso.

ANMERKUNGEN

Dies ist eine starke Dehnung, die die Seiten des Körpers öffnet, den Brustkorb weitet und die Atemkapazität erhöht. Sie trainiert auch das Hüftgelenk, während die Beine gestärkt und neu ausgerichtet werden. Sie müssen Ihre Wirbelsäule mit Ihrer Unterleibsmuskulatur unterstützen, sonst werden Sie sich in dieser Haltung sehr schwer fühlen. Die Idee dahinter ist, dass Ihre Arme wie Adlerschwingen aus Ihrem Körper wachsen, statt Ihr ganzes Gewicht auf Ihren linken Arm zu verlagern! Versuchen Sie sich so zu fühlen, als würden Sie in diese Haltung gleiten.

Um die Haltung richtig zu üben, benötigen Sie Kraft und Konzentration. Konzentrieren Sie Ihren Geist vollkommen auf Ihren Körper, und stellen Sie sicher, dass Sie die Anstrengung nicht auf Ihren Nacken und Ihr Gesicht verlagern. Entspannen Sie Ihren Kiefer!

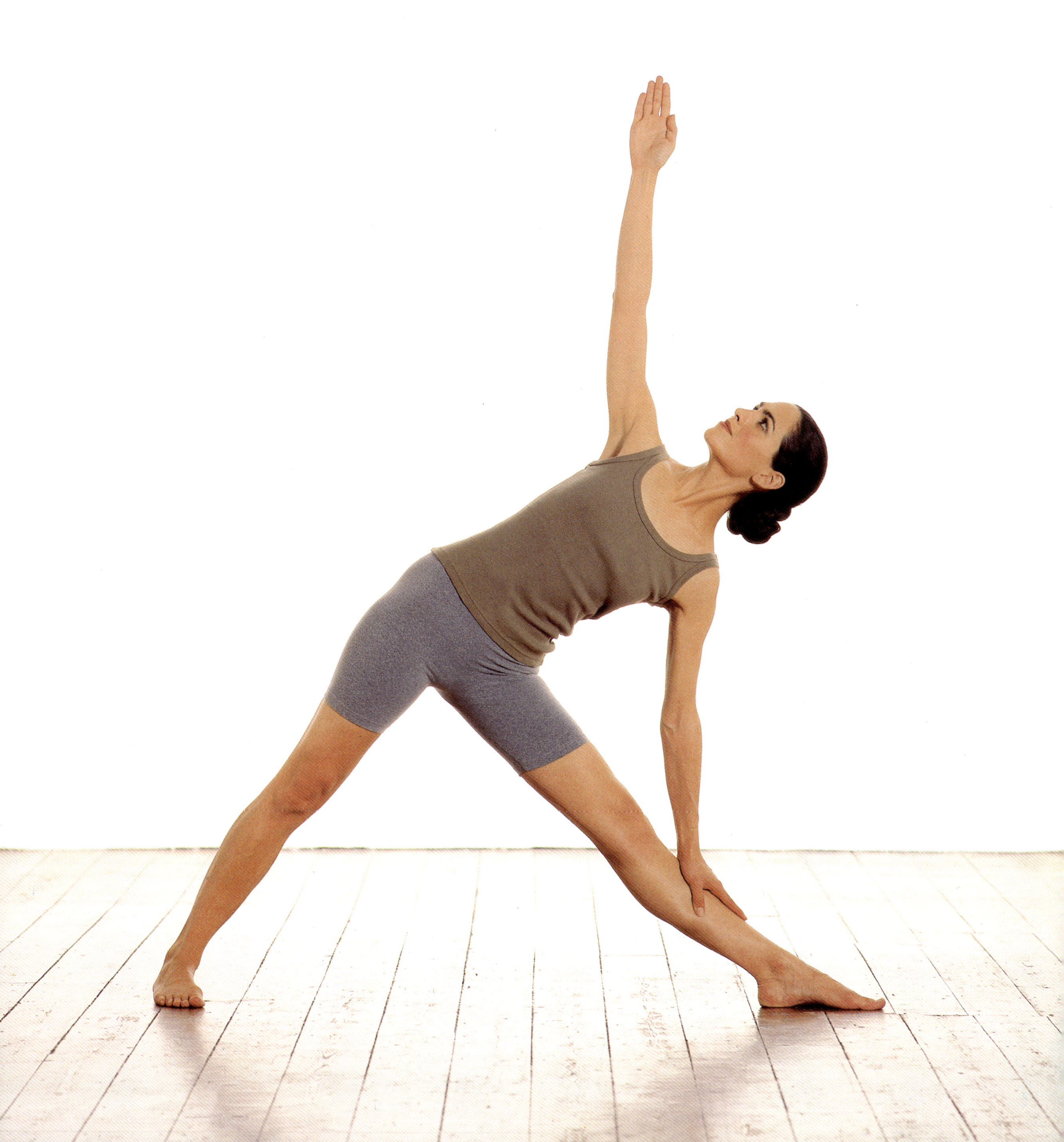

Gedrehtes Dreieck

(7)

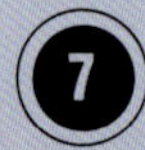 **GUT**
bei leichten Schmerzen
im unteren Rücken; für
Verdauung, Beweglich-
keit der Wirbelsäule;
bei Diabetes,
Schlaflosigkeit

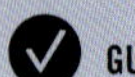 **VORSICHT BEI**
Ischias, akuten
Rückenschmerzen

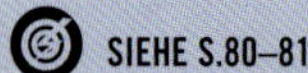 SIEHE S.80–81

Weite Grätsche, die Füße sind parallel. Spannen Sie Ihre Knie- und Oberschenkelmuskeln an. Ihre Füße sind fest und breitflächig am Boden. Heben Sie beim Einatmen Ihre Arme auf Schulterhöhe, beim Ausatmen führen Sie den rechten Arm zum linken Knöchel oder Schienbein. Lassen Sie Ihren Beckenbodenmuskel angespannt, um Ihre Wirbelsäule zu unterstützen, und strecken Sie den linken Arm nach oben. Bringen Sie Ihre Brust so weit Sie können zum Schenkel. 1 oder 2 Atemzüge in der Haltung bleiben und dann die Seiten wechseln. 2- bis 4-mal auf jeder Seite.

ANMERKUNGEN

Diese Haltung kombiniert ein kraftvolles Beintraining mit einer tiefen Drehung und Vorwärtsbeuge für den Rumpf. Die inneren Organe werden dabei massiert, besonders die Nieren und das Verdauungssystem. Die Wirbelsäule wird gedreht und verlängert, und die Rück- seiten der Beine werden gedehnt. Wenn Sie in dieser Haltung tief atmen, können Sie die Drehung bei jedem Ausatmen ein wenig erweitern und die Wirbelsäule bei jedem Einatmen ein wenig verlängern.

Die Gedrehte Dreieckshaltung kann erfrischend wirken und Ihnen neue Perspektiven eröffnen, wenn Sie sich abgespannt oder festgefahren fühlen. Den Rumpf in umgekehrter Position zu drehen mag eine Herausforderung sein, wenn Ihre Haltung zu Inflexibilität neigt. Drehungen helfen den Geist zu öffnen und Entscheidungen zu treffen.

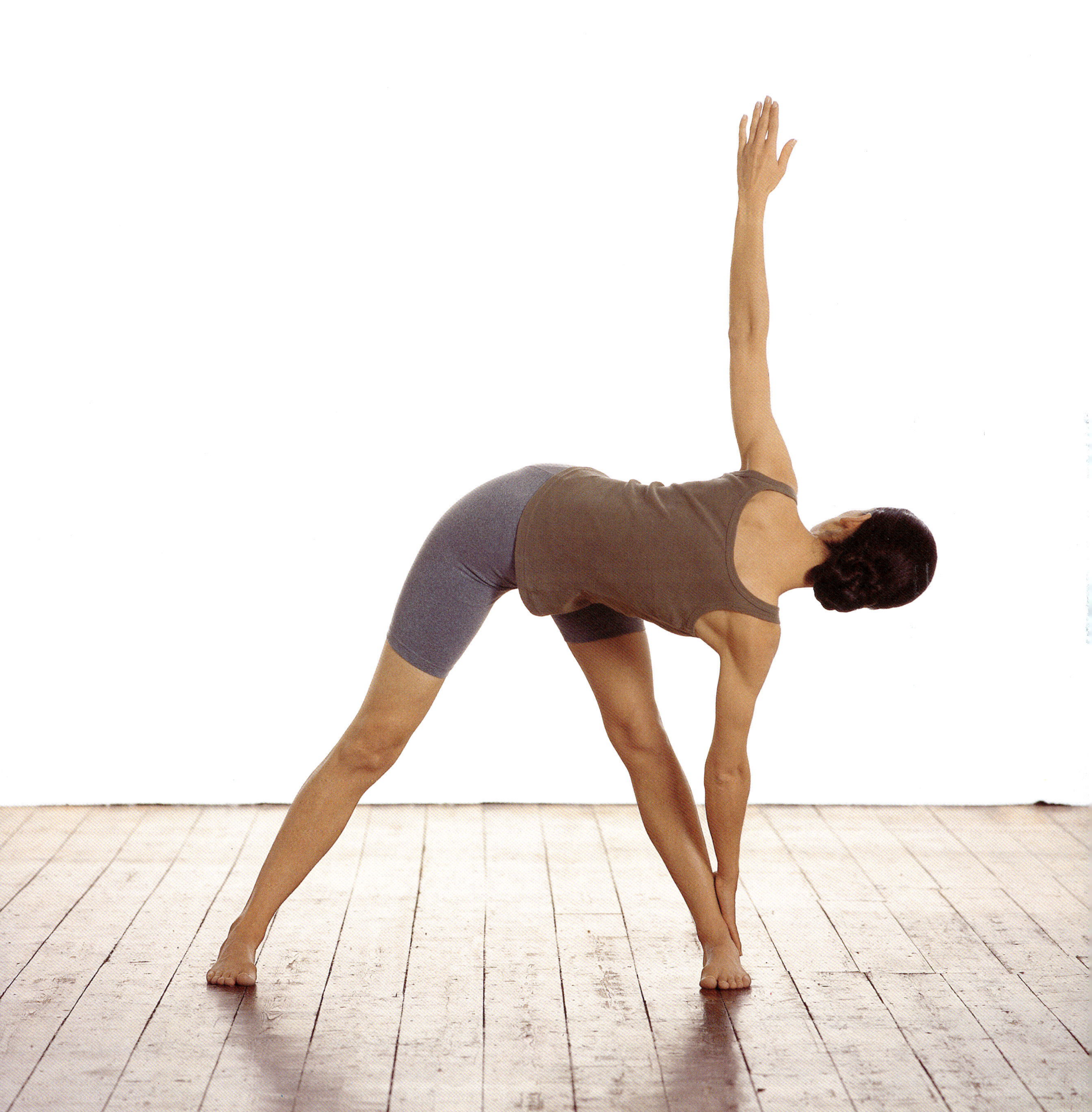

Kraftvolle Haltung

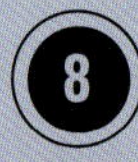

8

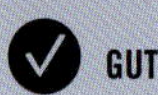

✔ GUT

bei Schwäche oder Verspannung im oberen Rücken, schwachen Beinen

❗ VORSICHT BEI

akuten Knieproblemen, sehr hohem Blutdruck

◎ SIEHE S.82

Füße sind etwa 15 cm voneinander entfernt und parallel. Heben Sie beim Einatmen Ihre Arme über den Kopf. Beim Ausatmen gehen Sie mit den Hüften zurück und beugen die Knie in eine tiefe Hocke. Achten Sie darauf, dass die Knie exakt über den Zehen sind und weder nach innen noch nach außen hängen. Am Ende der Bewegung und des Ausatmens lassen Sie Ihre Arme zu Boden gleiten und Ihren Kopf und Nacken entspannt hängen. Dann atmen Sie ein, strecken die Wirbelsäule, heben Ihre Arme über den Kopf und strecken die Beine, um in den Stand zu kommen. 4- bis 6-mal wiederholen.

ANMERKUNGEN

Die Herausforderung liegt darin, bei dieser relativ anstrengenden Bewegung eine ruhige und gleichmäßige Atmung beizubehalten. Achten Sie besonders auf die Phase des Einatmens, wenn Sie aus der Hocke hochkommen. Dies sollte eine fließende Bewegung ohne Absetzen sein. Dabei ist wichtig, zuerst die Arme und den oberen Teil des Rückens zu heben, was sehr viel anstrengender ist, als nur Ihre Beine zu strecken. Wenn Sie das schaffen, werden Sie den oberen Teil Ihres Rückens unglaublich stärken. Dies hilft wunderbar, das gebückte Gefühl loszuwerden, das wir von den Stunden am Computer oder Schreibtisch mitnehmen. Die Position stärkt das Stehvermögen, die Beine und dehnt die Achillessehne am Knöchel, was Läufern und anderen Sportlern zugute kommt – und auch jenen, die täglich in Stöckelschuhen gehen!

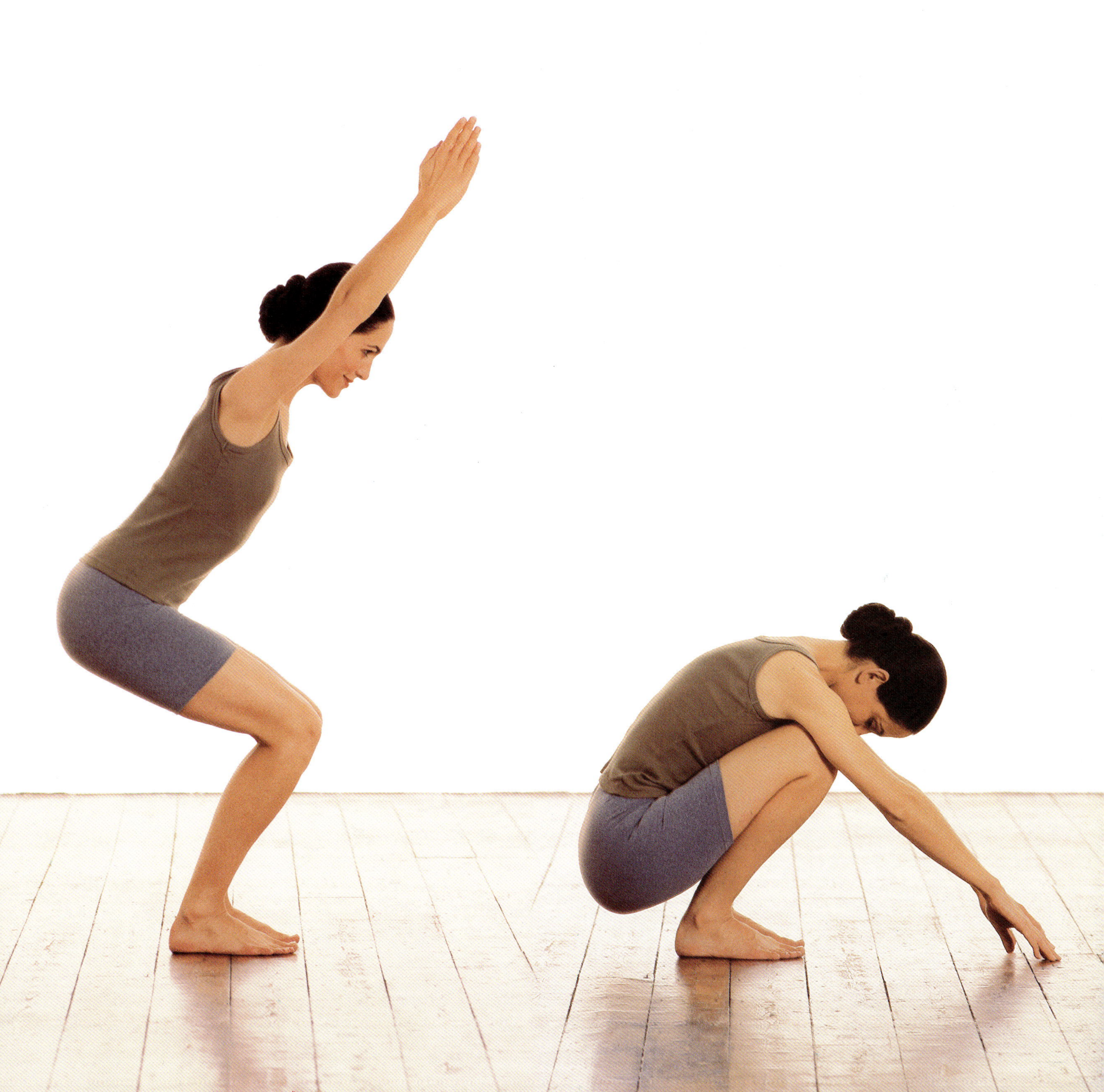

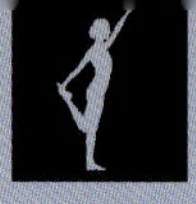

Tänzer

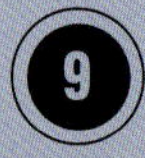

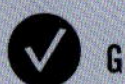

(9)

✓ **GUT**
für Gleichgewicht,
Sportarten, die mit viel
Laufen verbunden sind

❗ **VORSICHT BEI**
Knieverletzungen,
akutem Schmerz im
unteren Rücken

◎ SIEHE S.83

Geschlossene Beinhaltung. Blicken Sie gerade nach vorn, und verlagern Sie Ihr Gewicht auf den linken Fuß. Heben Sie den rechten Fuß, und nehmen Sie diesen in die rechte Hand. Senken Sie das linke Knie, bis es so nah wie möglich beim rechten ist. Entspannen Sie den rechten Oberschenkel, und öffnen Sie das Hüftgelenk. Heben Sie beim Einatmen Ihren linken Arm. Ihr Blick bleibt geradeaus, während Sie Ihren Fuß sachte, ohne zu übertreiben, nach hinten drücken. Die Bauchmuskeln sind gespannt, das Steißbein zieht nach unten. Halten Sie die Balance 3 bis 6 Atemzüge. Dann die andere Seite.

ANMERKUNGEN

Es mag verlockend sein, das Knie etwas zur Seite zu ziehen, um es höher zu bekommen, versuchen Sie aber, es wirklich immer parallel zu Ihrem Standbein zu halten. So erreichen Sie eine tief gehende Dehnung der ganzen Vorderseite des Oberschenkels und eine sanfte, gut gestützte Rückbeuge. Fixieren Sie Ihren Blick auf einen Punkt in Augenhöhe oder etwas höher, da dies dabei hilft, Ihren Brustkorb zu öffnen und vollständig und tief zu atmen. Ihr Standbein sollte dabei immer gestreckt und gut angespannt sein, aber stellen Sie sich gleichzeitig vor, wie der Fuß entspannt und breitflächig den Boden berührt. Es sollte ein erhebendes Gefühl der Freude aus der Pose erwachsen, die nach Nataraja – dem Herrn des Tanzes im Hinduismus – benannt ist. Sie sollte nicht zu steif und militärisch anmuten!

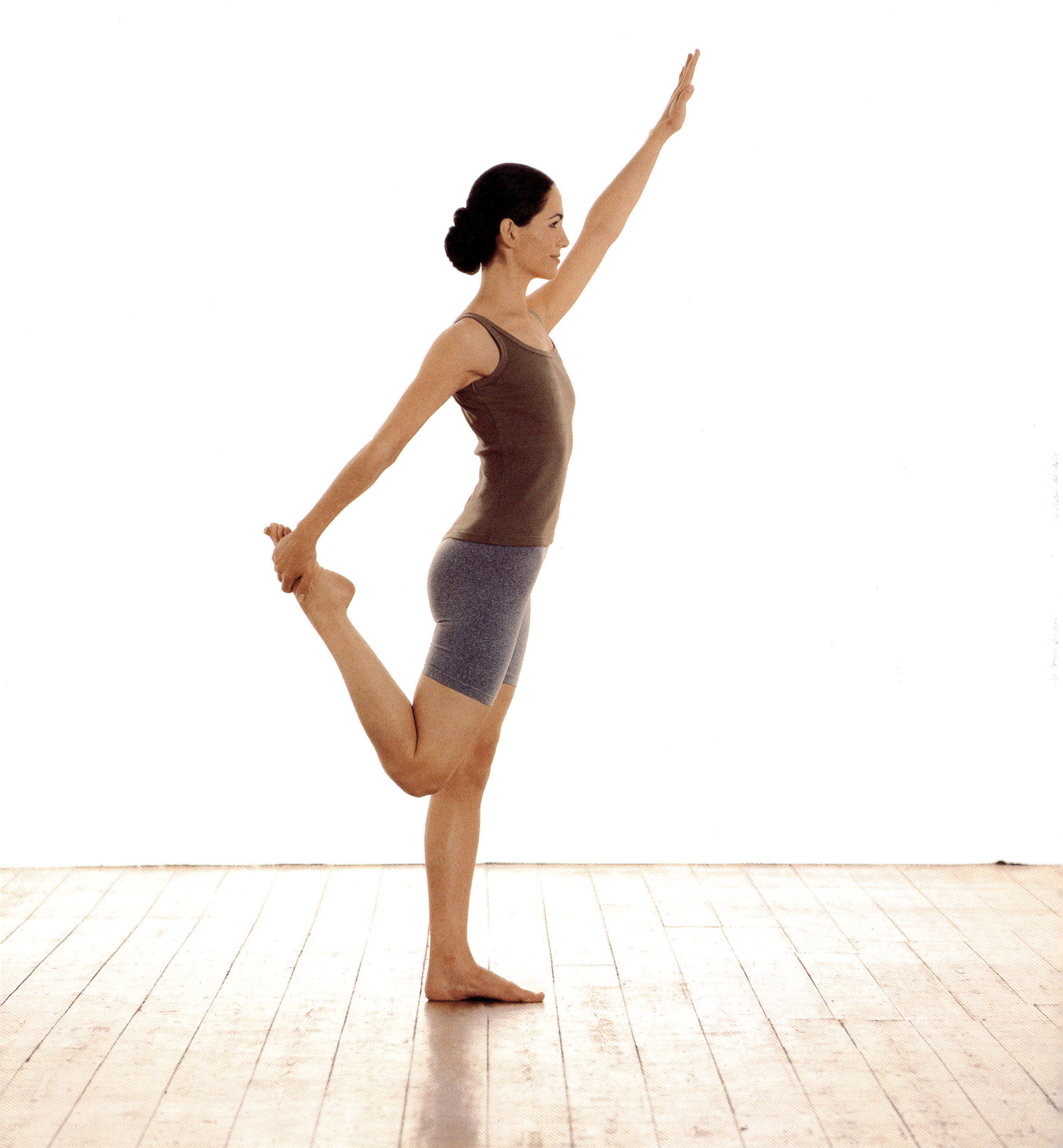

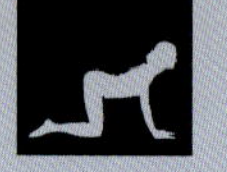

Katze

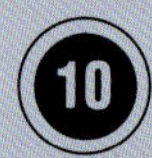

10

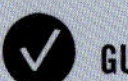

✓ **GUT**
bei schlechter Schreibhaltung; für oberen Rücken und Nacken

✗ **VERMEIDEN BEI**
akuten Knieproblemen

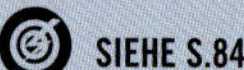

⊚ SIEHE S.84

Knien Sie auf allen Vieren. Die Hände sind in Schulterbreite, die Knie in Hüftbreite am Boden. Beugen Sie beim Einatmen Ihre Ellbogen, und drücken Sie Ihre Brust sachte nach vorne, während Sie die Schultern nach hinten und etwas nach unten ziehen. Am Ende des Einatmens heben Sie leicht das Gesicht und den Blick. Dann atmen Sie aus und machen einen runden Rücken. Dabei ziehen Sie Ihren Kopf und Ihr Steißbein zueinander und Ihren Bauch fest zur Wirbelsäule. 4- bis 8-mal. Achten Sie darauf, dass Atem und Bewegung immer übereinstimmen und fließend sind.

ANMERKUNGEN

Diese einfache Haltung kann eine nahezu wundersame Wirkung auf die Wirbelsäule, deren Nerven und Gewebe haben. Außerdem hilft sie, den Geist zu beruhigen sowie den Körper und die Sinne zu zentrieren und von angestauten Spannungen und Ängsten zu befreien.

Vor allem aber ist sie eine sanfte und „einfache" Position, die die meisten ohne Probleme bewältigen können.

Wenn Sie regelmäßig und viel am Computer oder Schreibtisch arbeiten, ist es ganz wesentlich, diese Übung in Ihre Praxis aufzunehmen. Sie hilft Ihnen, Ihre Schultern zu entknoten und die Verspannungen in Ihrer Wirbelsäule aufzulösen, während Sie gleichzeitig eine sanfte Übung für Ihre Bauch- und Armmuskeln ist. Achten Sie darauf, dass nicht Ihr Kinn die ganze Bewegung führt! Es sollte sich die ganze Wirbelsäule bewegen, nicht nur der Nacken.

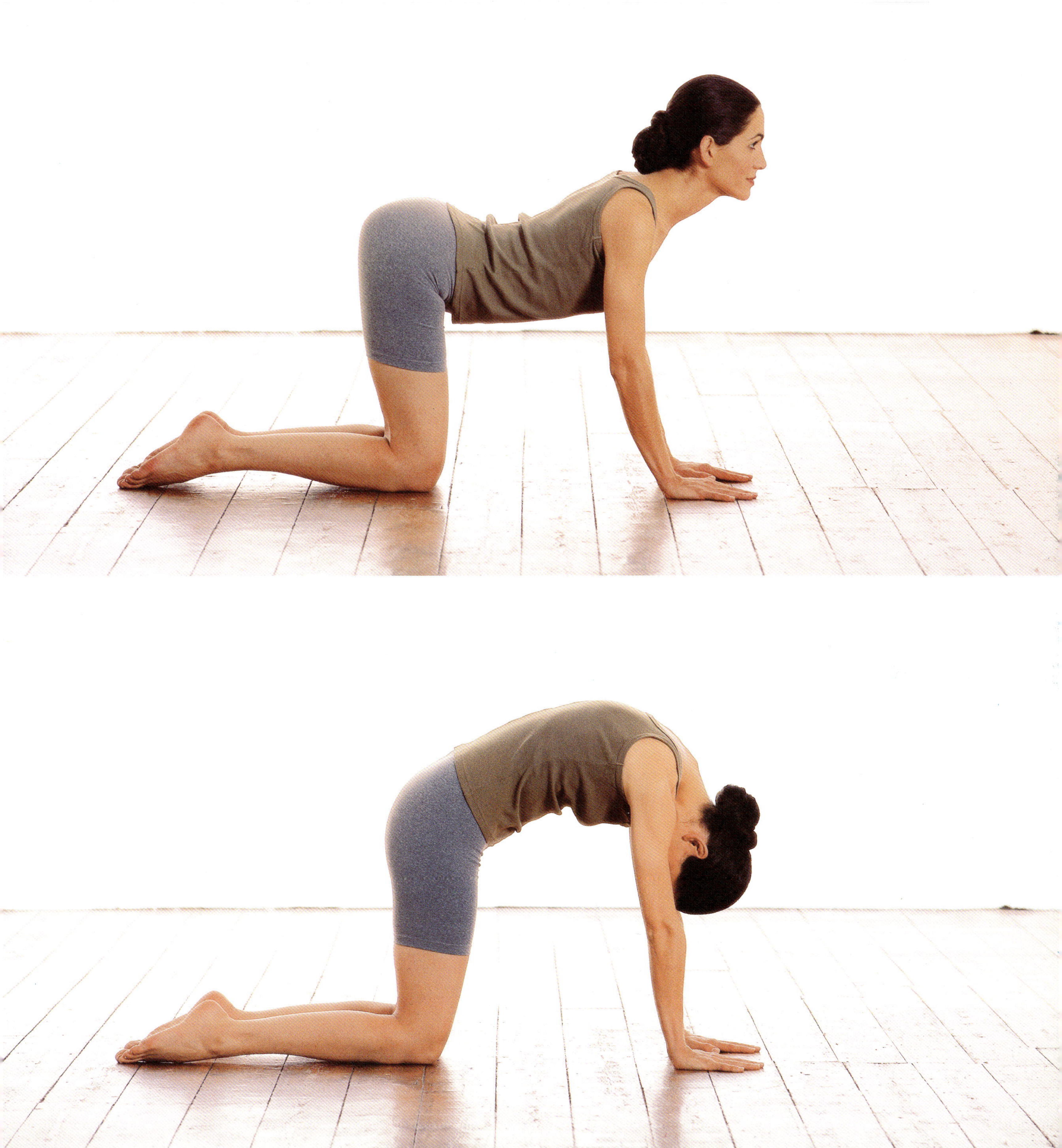

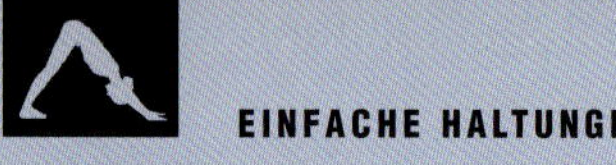

Hund

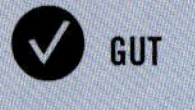

(11)

✓ **GUT**
für fast alles!

❗ **VORSICHT BEI**
Schulterproblemen;
Tennisarm

✖ **VERMEIDEN BEI**
akuten Problemen mit
dem Handgelenk wie
RSI („Mausarm"), sehr
hohem Blutdruck

◎ SIEHE S.86–87

Knien Sie auf allen Vieren: die Hände schulterbreit, die Finger gespreizt und nach vorne zeigend, die Knie hüftweit auseinander. Beim Ausatmen bringen Sie Ihre Zehen unter sich, heben Ihre Hüften und strecken die Beine. Die Schultern bleiben weit, der Kopf entspannt. Drücken Sie Ihre Brust zu den Knöcheln. Ziehen Sie den Beckenbodenmuskel sanft hoch. Neigen Sie Ihr Becken so weit Sie können. Falls Ihre Beine sich strecken lassen, spannen Sie die Oberschenkel an und drücken Ihre Fersen in den Boden. 1 bis 6 Atemzüge halten, dann hinknien und im Fersensitz rasten. 3- bis 6-mal.

ANMERKUNGEN

Diese Haltung kann Ihren Körper hinsichtlich Stärke, Stehvermögen, Muskeltonus und Körperbewusstsein total transformieren. Ein Hauptmerkmal der Haltung ist, dass sie insofern eine Art Umkehrposition ist, als Ihr Kopf tiefer als Ihre Hüften ist. Dies ist der Erfrischung des Geistes zuträglich. Obwohl sie am Anfang, sogar für trainierte und kräftige Menschen, sehr schwierig scheinen mag, wird sie bald zu einer Position, in der Sie fast „rasten" können. Die Verlängerung und Dehnung der Wirbelsäule sollte dabei Priorität über die Beindehnung haben. Um eine angenehme Position zu erreichen, müssen Ihre Hüften oben stark gekippt sein. Dann können Ihre Schultern weit und entspannt sein. Schließen Sie die Augen, atmen Sie langsam und tief durch und dehnen Sie dabei Ihren Brustkorb weit aus.

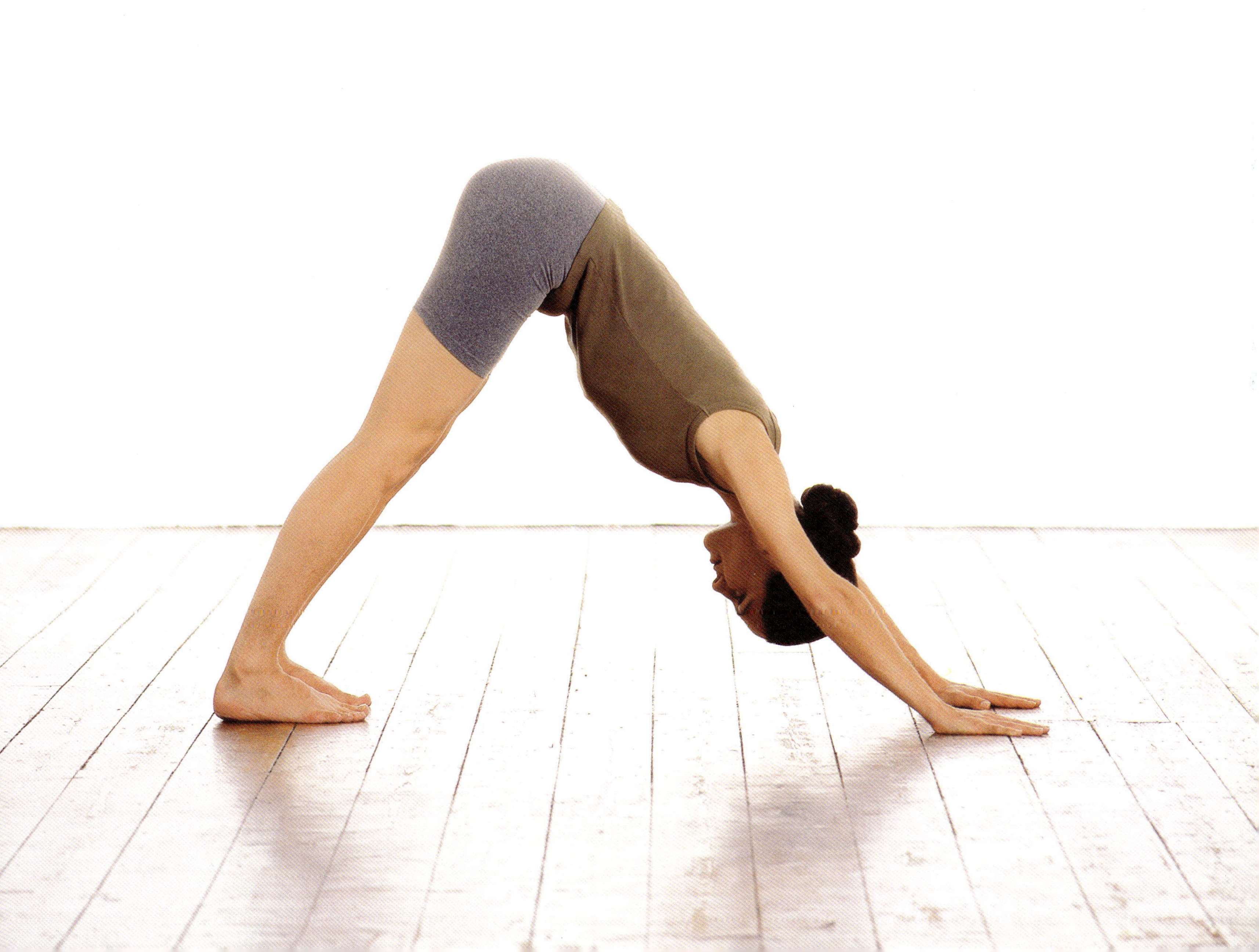

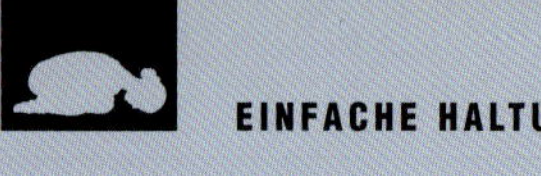

Kind

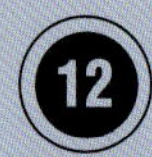

(12)

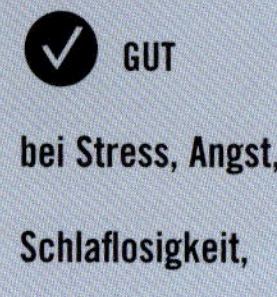

GUT
bei Stress, Angst,
Schlaflosigkeit,
Verstopfung

VERMEIDEN BEI
Knieverletzungen
(Verwenden Sie als
Alternative die Knie-
zur-Brust-Position.)

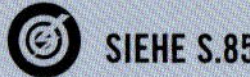

SIEHE S.85

Sitzen Sie im Fersensitz, die Knie eng beieinander, am Boden. Neigen Sie sich langsam nach vorne, bis Ihre Stirn den Boden berührt. Lassen Sie Ihre Arme seitlich zu den Fersen gleiten und entspannt liegen. Spüren Sie die tiefe Beugung Ihrer Hüften, Knie und Knöchel, und werden Sie sich des Atems bewusst, der durch Ihren Körper wandert, während Ihr Rumpf auf Ihren Oberschenkeln ruht. Entspannen Sie die Gesichts- und Kiefermuskeln. Der Nacken ist weich und die Zunge entspannt. Bleiben Sie so lange, wie es Ihnen angenehm ist, in der Position, und atmen Sie ruhig und gleichmäßig.

ANMERKUNGEN

Es ist wirklich wichtig, dass Sie sich in der Haltung wohl fühlen. Falls Sie Ihnen schwer fällt, dann finden Sie in Kapitel 3 Möglichkeiten, um diese so anzupassen, dass sie für Sie angenehm ist. Wenn Sie sich darin einmal wohl fühlen und entspannen können, dann hat diese Position eine sehr beruhigende Wirkung auf Menschen, die das Gefühl haben, von Stress oder Angst überwältigt zu werden. Das Gewicht des Kopfes und des Beckens drückt durch die Schwerkraft hinunter und dehnt so die Wirbelsäule sanft in beide Richtungen. In der Kind-Position können Sie all Ihre Überlastung und Spannung aus Ihrem Kopf in den Boden fließen lassen. Dies gibt Ihnen ein erfrischendes und entspanntes Gefühl. Die Position massiert sanft die inneren Organe und macht Knie, Hüften und Knöchel flexibler.

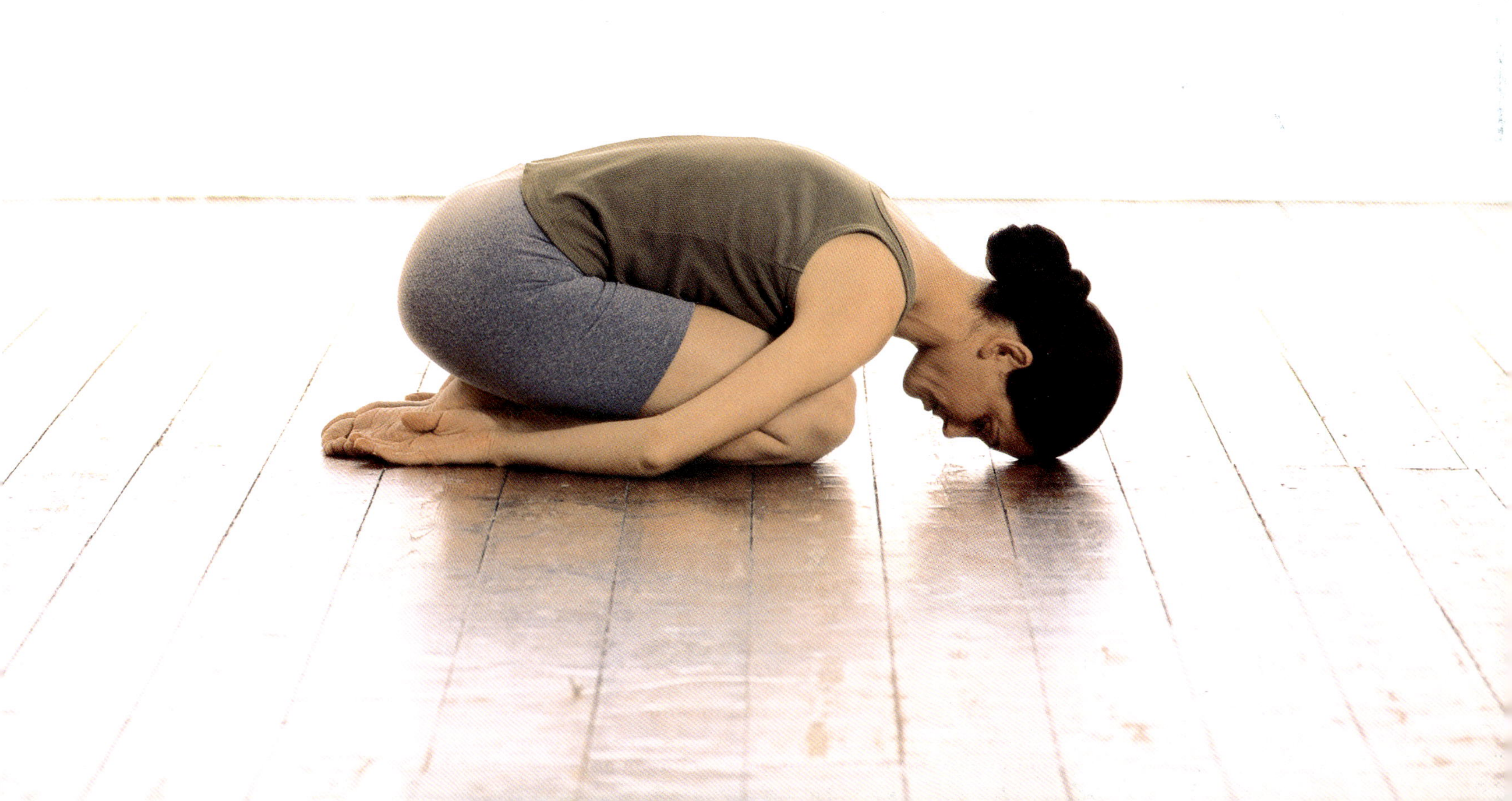

Schulterdehnung

13

✔ **GUT**
für oberen Rücken und Schulterverspannungen, Gesundheit des Brustbereichs

❗ **VORSICHT BEI**
Schulterproblemen, Tennisarm

◎ SIEHE S.88

Sitzen Sie im Fersensitz, und heben Sie beim Einatmen den rechten Arm, beugen Sie den Ellbogen, und bringen Sie die Hand mit der Handfläche nach innen hinter den Rücken. Führen Sie von unten die linke Hand mit der Handfläche nach außen hinter den Rücken. Fassen Sie mit dieser Ihre rechten Fingerspitzen. Beim Ausatmen ziehen Sie den Bauch etwas ein und spannen die untere Rückenmuskulatur an, sodass Ihr Rumpf und Rücken möglichst gerade sind. Schließen Sie die Augen, halten Sie den Kopf gerade und machen Sie 3 bis 8 tiefe, regelmäßige Atemzüge. Dann die andere Seite.

ANMERKUNGEN

Diese Haltung dehnt den Schulterbereich und macht uns bewusst, wie sich die Bewegung der Glieder auf die Ausrichtung des Rumpfes auswirken kann. Sie bringt eine tief gehende Querdehnung des Brustkorbes mit sich, die dem Körper neue Perspektiven eröffnet. Es ist normal, dass einem die Position auf einer Seite leichter fällt, da keiner von uns total symmetrisch ist. Für die meisten ist es schwieriger, den dominanten Arm in der unteren Stellung zu halten, da dieser nicht nur stärker, sondern meist auch unbeweglicher ist. In jeder Position, in der die Hände einander halten, gibt es eine Art „Verbindung", das heißt, wir werden dabei spüren, wie Energie von der einen in die andere Hand fließt und sozusagen eine Energieschleife durch den Körper bildet. Diese Empfindung wirkt sehr beruhigend und stabilisierend.

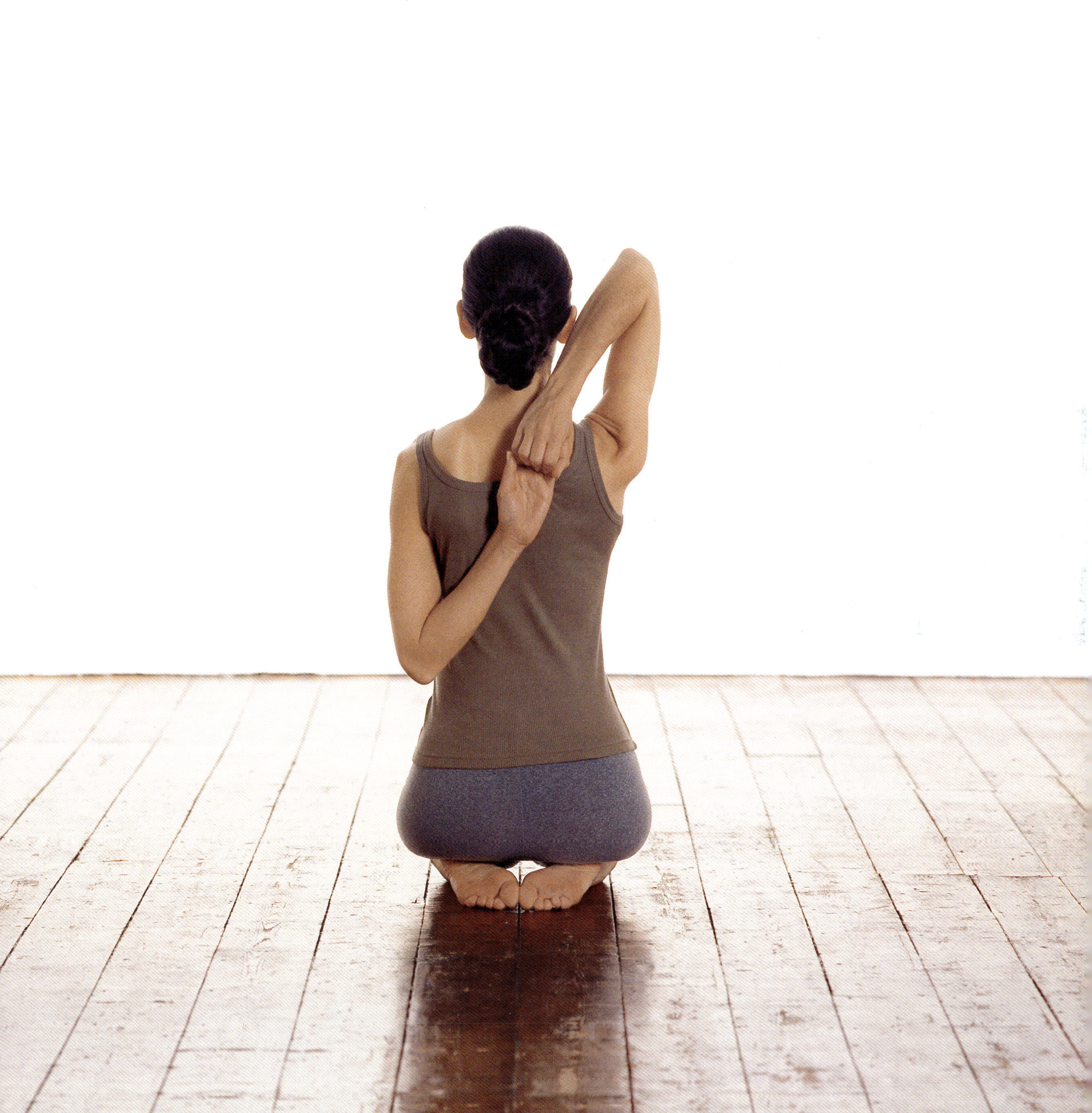

Kobra

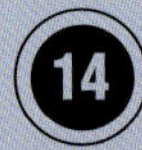

14

GUT

bei Verspannungen im oberen Rücken und Schulterbereich; für bewusste Atmung

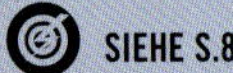 SIEHE S.89

Legen Sie sich auf den Bauch, beugen Sie die Arme und platzieren Sie die Handflächen seitlich neben Ihrem Rippenbogen. Legen Sie Ihre Stirn auf den Boden, und spüren Sie, wie sich die Rückseite Ihres Nackens streckt. Beim Einatmen heben Sie leicht Kopf und Brust vom Boden, dabei drücken Sie sachte die Ellbogen nach hinten und zueinander. Lassen Sie Ihre Atmung den Brustkorb sanft öffnen. Bringen Sie beim Ausatmen den Kopf wieder zu Boden. 4- bis 8-mal langsam und sorgfältig wiederholen.

ANMERKUNGEN

Diese Position ist ein guter Gegenpol zur Arbeit am Schreibtisch, besonders wenn Sie oft einen Computer verwenden. Sie hilft Ihnen dabei, den oberen Rücken und die Schultern zu kräftigen und flexibler zu machen. Sie ruft Ihnen auch die Bewegung des Atems in Ihrem Körper ins Bewusstsein. Der zentrale Punkt ist dabei, Ihren oberen Rückenbereich zu heben und zu strecken. Ihre Arme sind daran wenig beteiligt, und Sie werden vielleicht merken, dass Sie Ihren Kopf kaum vom Boden bekommen. Es ist wichtiger, den Körper gerade in die Länge zu strecken, als einen besonders großen Rückwärtsbogen zu schaffen. Achten Sie auf einen entspannten Kiefer. Und atmen Sie vor allem langsam und gleichmäßig. Die Kobra-Position sollte eine perfekte Harmonie zwischen Kraft und Geschmeidigkeit aufweisen.

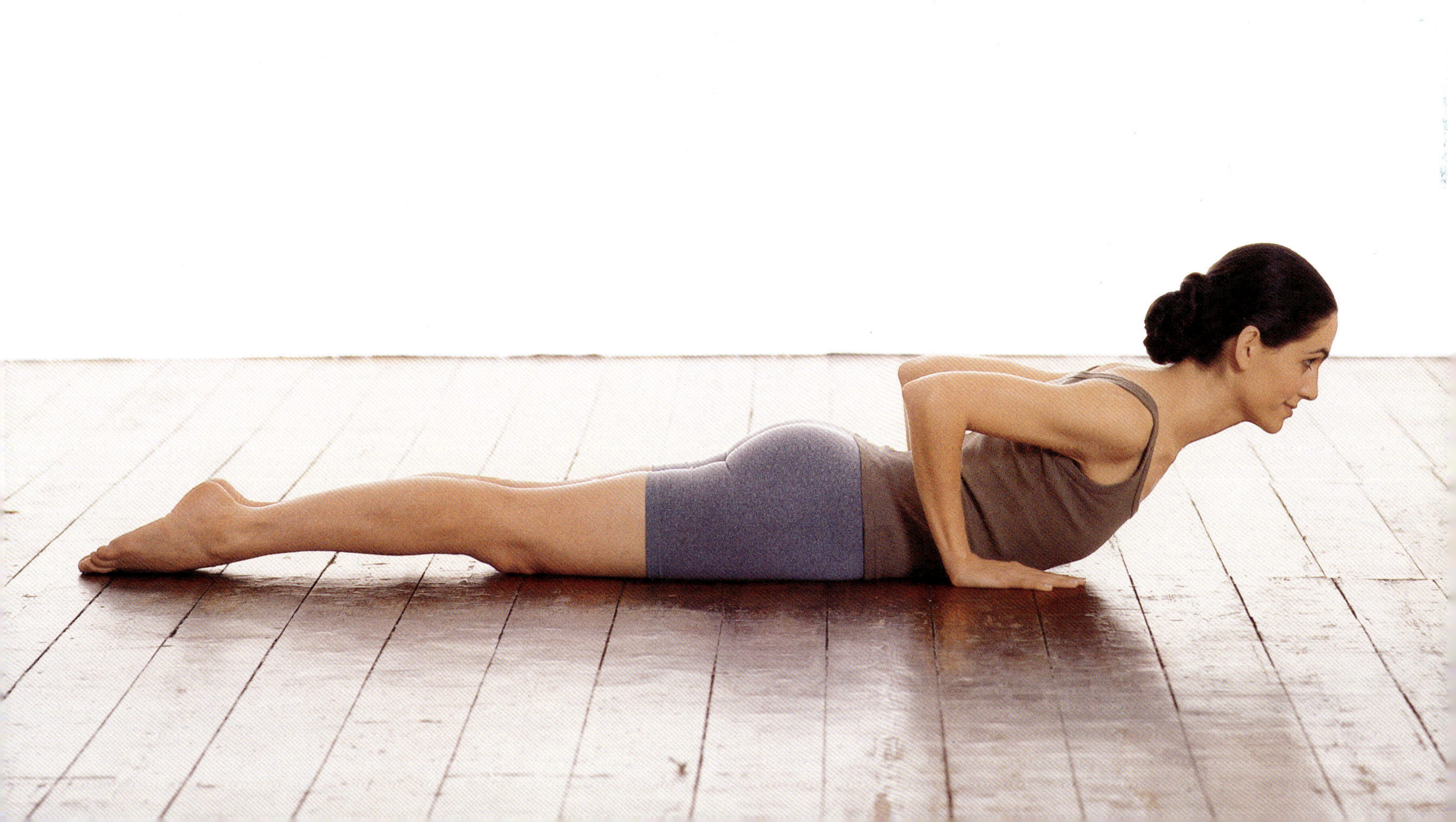

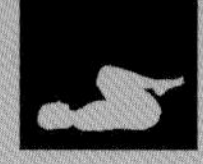

Knie zur Brust

15

GUT

bei Verspannungen in den Schultern, im Nacken und oberen Rücken, Rückenschmerzen aller Art; bei Verdauungsproblemen, Stress, Angst

SIEHE S.90

Ziehen Sie am Rücken liegend die Knie zur Brust. Legen Sie Ihre Hände auf die Knie, sodass die Finger zu den Zehen weisen. Beim Einatmen bewegen Sie die Knie sanft so weit von Ihrem Oberkörper weg, bis Ihre Arme fast gestreckt sind. Beim Ausatmen ziehen Sie Ihre Knie wieder behutsam zu Ihrer Brust. Ihr Oberkörper und Nacken sollten dabei immer entspannt bleiben. Lassen Sie die Bewegung mit dem Atem fließen, atmen Sie ruhig und entspannt ein und aus. Wiederholen Sie dies, so oft Sie wollen (es ist nie zu viel!), aber 5- bis 6-mal sind für eine positive Wirkung ausreichend.

ANMERKUNGEN

Dies ist eine der einfachsten und wichtigsten Stärkungspositionen von Yoga. Sie dehnt die Wirbelsäule, massiert die inneren Organe, harmonisiert und entspannt. Sie ist eine wunderbare Übung für Menschen mit anhaltenden, stress-basierten Schmerzen im unteren Rücken.

Sie müssen die Übung wirklich langsam und behutsam ausführen – nur halb so schnell, wie Sie es wahrscheinlich anfangs wollen. Denken Sie daran, dass sich die Knie nur ganz wenig zur Brust bewegen müssen – es ist viel wichtiger, die Konzentration auf die Atmung, das

Beugen der Hüfte beim Ausatmen und die leichte Entspannung beim Einatmen zu legen. Sie werden eine kurze Pause zwischen Ein- und Ausatmen bemerken. Warten Sie einfach auf den nächsten Atemzug, bevor Sie wieder mit einer Bewegung beginnen. Lassen Sie sich Zeit.

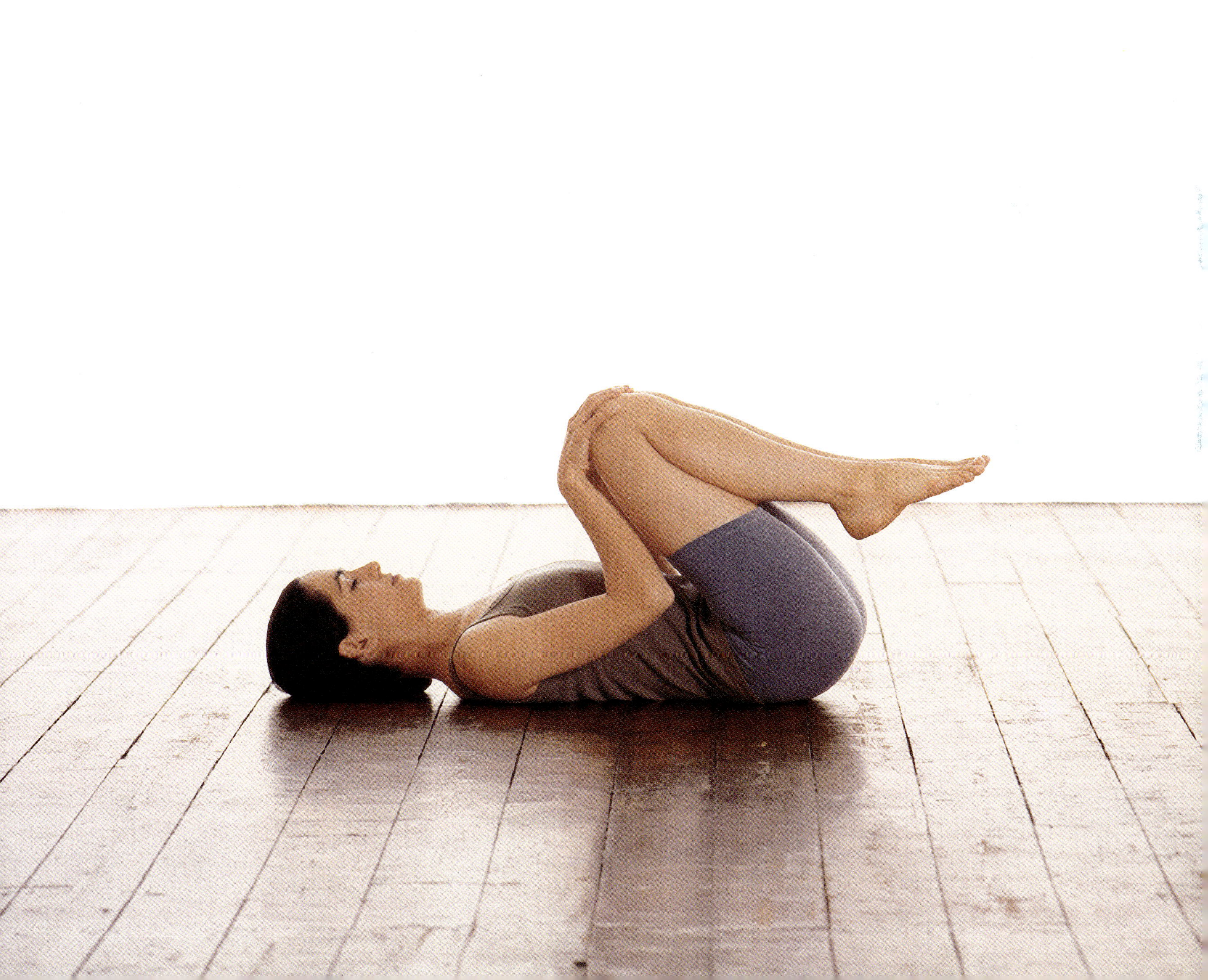

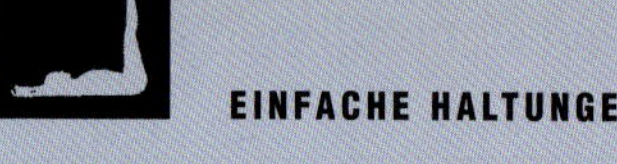

Bein heben

(16)

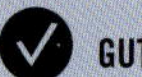

GUT
für Stärkung der
Rücken- und
Unterleibsmuskeln,
Verdauung; bei
Verstopfung,
Blasenproblemen

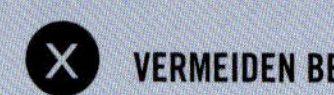

VERMEIDEN BEI
akutem Schmerz im
unteren Rücken

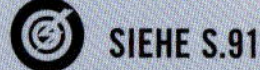

SIEHE S.91

Rückenlage, die Knie sind zur Brust gezogen, die Arme liegen seitlich am Boden. Heben Sie bei Ihrem nächsten Einatmen gleichzeitig Ihre Arme über den Kopf und Ihre Beine gestreckt hoch. Ihr Becken behält Bodenkontakt, und Ihre Beine bleiben senkrecht – vermeiden Sie, diese zu Ihrem Kopf zu ziehen. Lassen Sie Ihren Nacken lang und entspannt, und neigen Sie Ihr Kinn leicht zu Ihrer Kehle. Beim Ausatmen beugen Sie Ihre Knie wieder zu Ihrem Brustkorb, und bringen Sie die Arme wieder seitlich neben Ihren Körper. 4- bis 6-mal langsam und sorgfältig wiederholen.

ANMERKUNGEN

Dies ist wieder eine dieser Yogaübungen, die auf den ersten Blick nicht viel Gedanken erfordert, aber nur jenen den größten Nutzen beschert, die sie sorgfältig und aufmerksam ausführen. Die mechanische und gedankenlose Wiederholung der Bewegung führt nicht zum gleichen Effekt. Lassen Sie sich Zeit, und stimmen Sie wirklich Bewegung und Atem aufeinander ab. Spüren Sie das hintere Becken und Kreuzbein fest am Boden, und fühlen Sie, wie Ihre Muskeln sich bewegen, wenn Sie Ihre Beinhaltung verändern. So entwickeln Sie ein tieferes Bewusstsein, wie die Rücken- und Beckenmuskulatur arbeitet. Versuchen Sie, die Übung behutsam und ohne Kraftaufwand zu machen und einfach einen angenehmen, fließenden Stil für Atem und Bewegung zu finden.

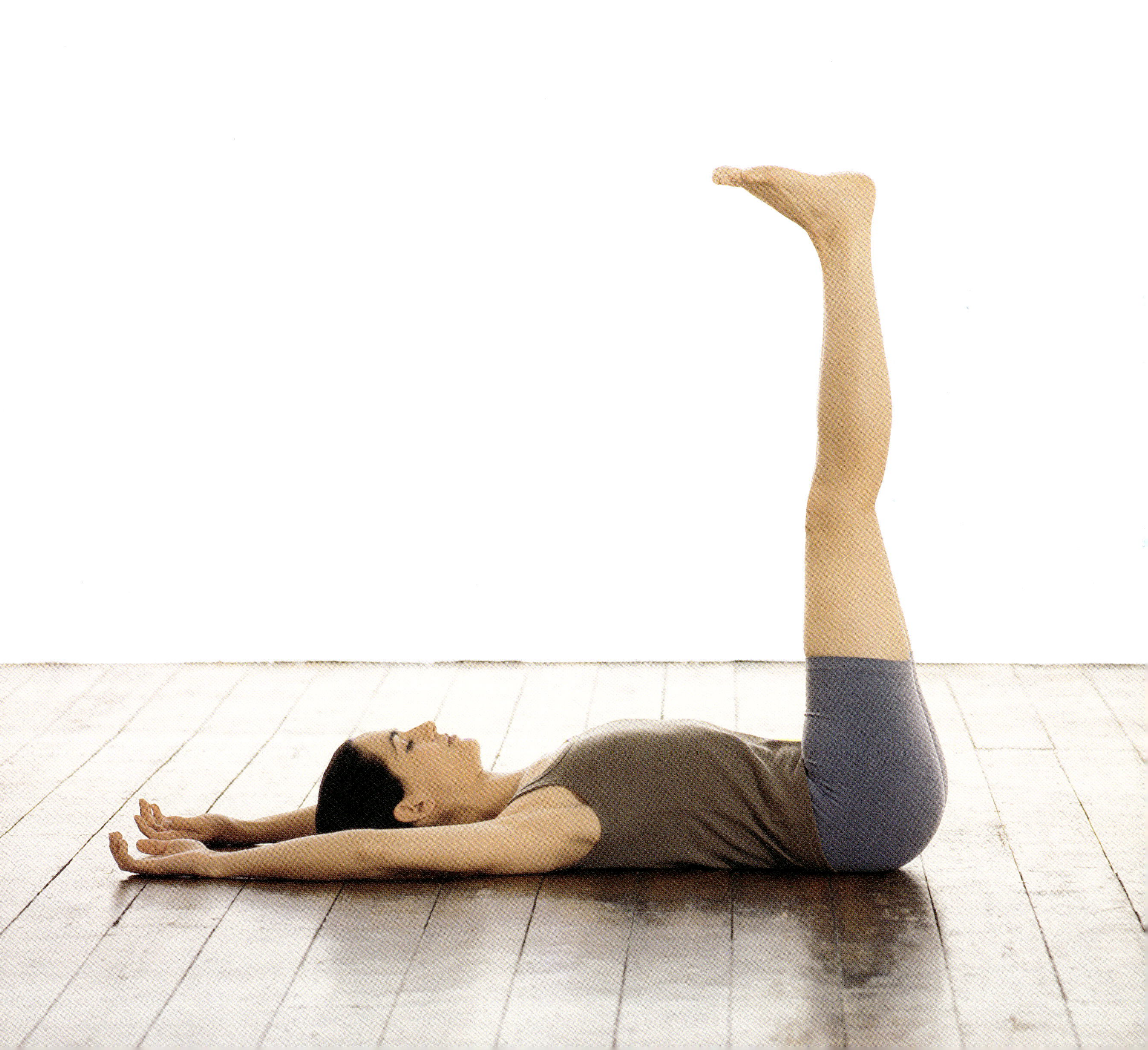

Boot

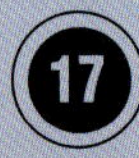 **(17)**

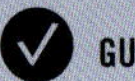 **GUT**
bei schwachen
Unterleibsmuskeln,
schlechter Haltung

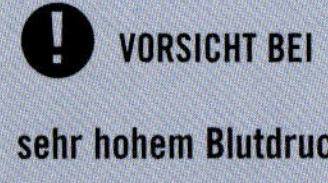 **VORSICHT BEI**
sehr hohem Blutdruck,
akuten Rücken-
schmerzen

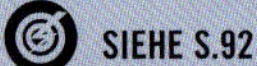 **SIEHE S.92**

Sitzen Sie gerade mit angewinkelten Beinen, die Füße flach auf dem Boden. Legen Sie Knie und Knöchel eng aneinander, und verschränken Sie die Hände unter den Knien. Lehnen Sie sich zurück, bis Ihre Füße den Boden verlassen, und heben Sie sie auf Kniehöhe. Drücken Sie dabei das Zentrum Ihres Burstkorbs nach vorne, und heben Sie mit Ihren Bauchmuskeln kraftvoll Ihre Wirbelsäule. Wenn Sie sich im Gleichgewicht befinden, strecken Sie Ihre Arme auf Kniehöhe nach vorne. Machen Sie 3 bis 6 gleichmäßige Atemzüge, dann senken Sie die Beine sanft auf den Boden. 2 bis 4 Wiederholungen.

ANMERKUNGEN

In der Boothaltung sollten Sie auf Ihren „Sitzknochen" sitzen und nicht auf Ihr Kreuz- oder Steißbein zurückrollen. (Das würden Sie daran bemerken, dass Ihr Rücken dann rund und die Haltung äußerst unangenehm wäre.) Versuchen Sie wirklich Ihre Brust zu heben und mit den Bauchmuskeln Ihre Wirbelsäule zu unterstützen.

Die Position wird mit etwas Übung schnell leichter. Es ist eine exzellente Übung, um Durchhaltevermögen und Kraft in der Wirbelsäule und im Unterleib zu entwickeln. Es kann Ihnen helfen, die Position weich und fließend zu halten sowie sich nicht zu überanstrengen, wenn Sie sich selbst als ein auf einem stillen Wasser treibendes Boot vorstellen.

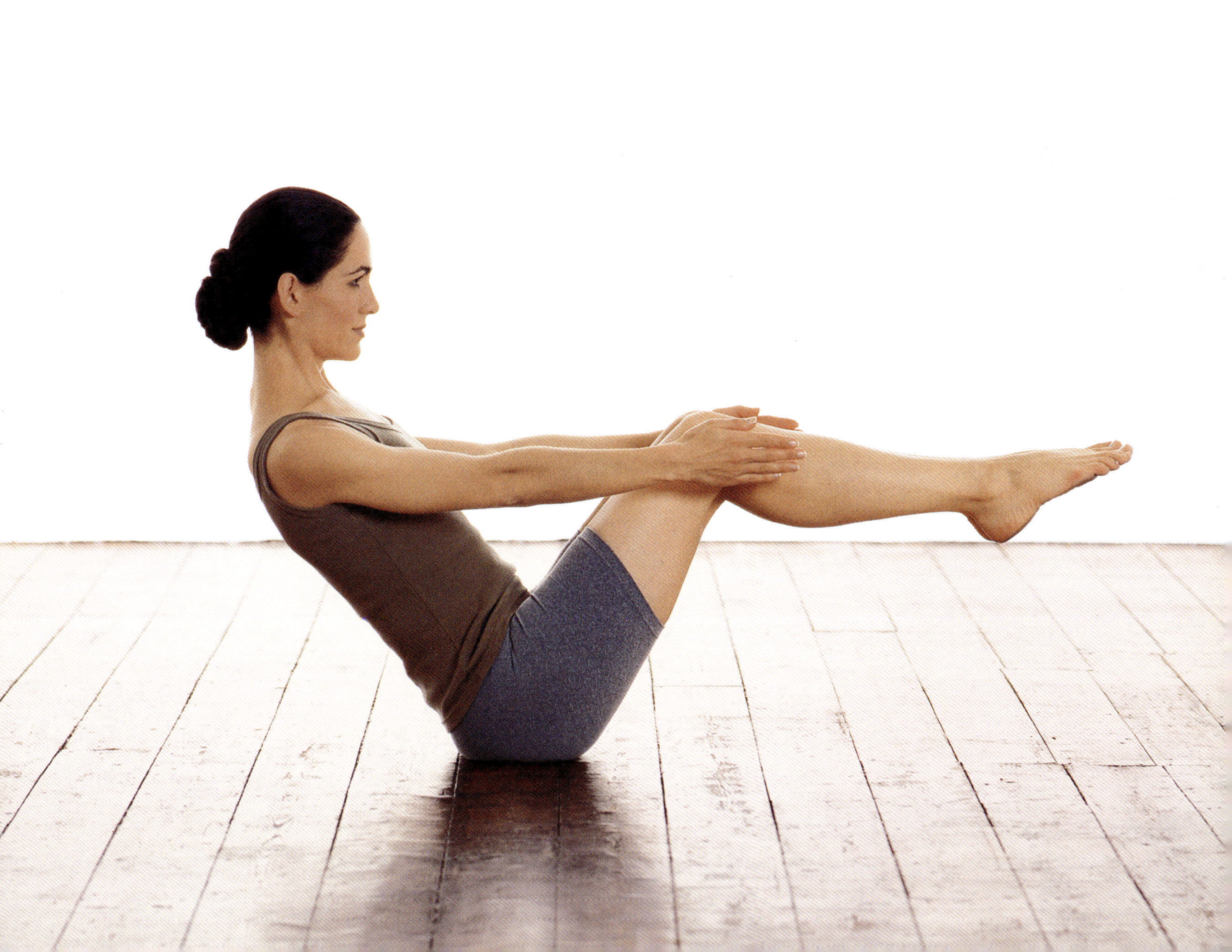

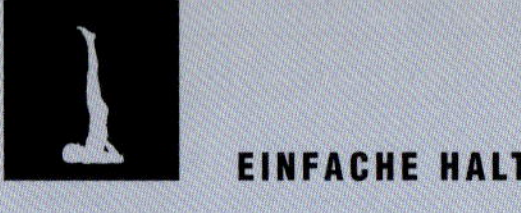

Schulterstand

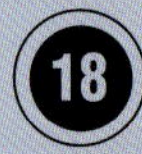

18

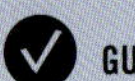

GUT
bei leichter Verspannung im Nacken und oberen Rücken, Depression

VERMEIDEN BEI
schwerer Verspannung im oberen Rücken und Nacken, Angstgefühl, sehr hohem Blutdruck, Menstruation

SIEHE S.94—95

Legen Sie sich mit einer gefalteten Decke unter den Schultern in Rückenlage.

Ziehen Sie die Knie zur Brust. Legen Sie die Arme neben Ihren Körper, und drücken Sie diese fest nach unten, um die Hüften vom Boden zu bringen.

Rollen Sie so weit hoch, um Ihre Hände gegen den unteren Rücken stemmen zu können, und lassen Sie diese dann etwas höher gleiten – wenn möglich, zu Ihren Rippen. Ziehen Sie die Ellbogen fest zueinander, und lassen Sie die Brust zu Ihrem Kinn kommen, wenn Sie Ihren Körper höher heben. Bleiben Sie 4 bis 12 Atemzüge. Dann rollen Sie zurück und bleiben noch etwas im Liegen.

ANMERKUNGEN

Der Schulterstand als Umkehrposition hat viele positive tonische Effekte auf den Körper. Es heißt, er stimuliere das Immunsystem und helfe gegen Aufgedunsenheit, Trägheit und Depression. Er ist aber eine sehr kraftvolle Haltung und sollte mit Respekt behandelt werden. Vermeiden Sie den Schulterstand, wenn Ihr Nacken und Ihre Schultern sehr verspannt sind – der Schmerz könnte sich verschlimmern oder sogar Schaden entstehen. Eine leichte Verspannung kann jedoch damit gemildert werden. Sie probieren am besten selbst aus, was Ihnen gut tut. Konzentrieren Sie sich auf des Heben der Körperrückseite und auf das Gefühl des Wachsens. Die Position erfrischt Körper und Geist. Sie ist anregend wie auch beruhigend. Sie sollten sich danach sowohl munter als auch entspannt fühlen.

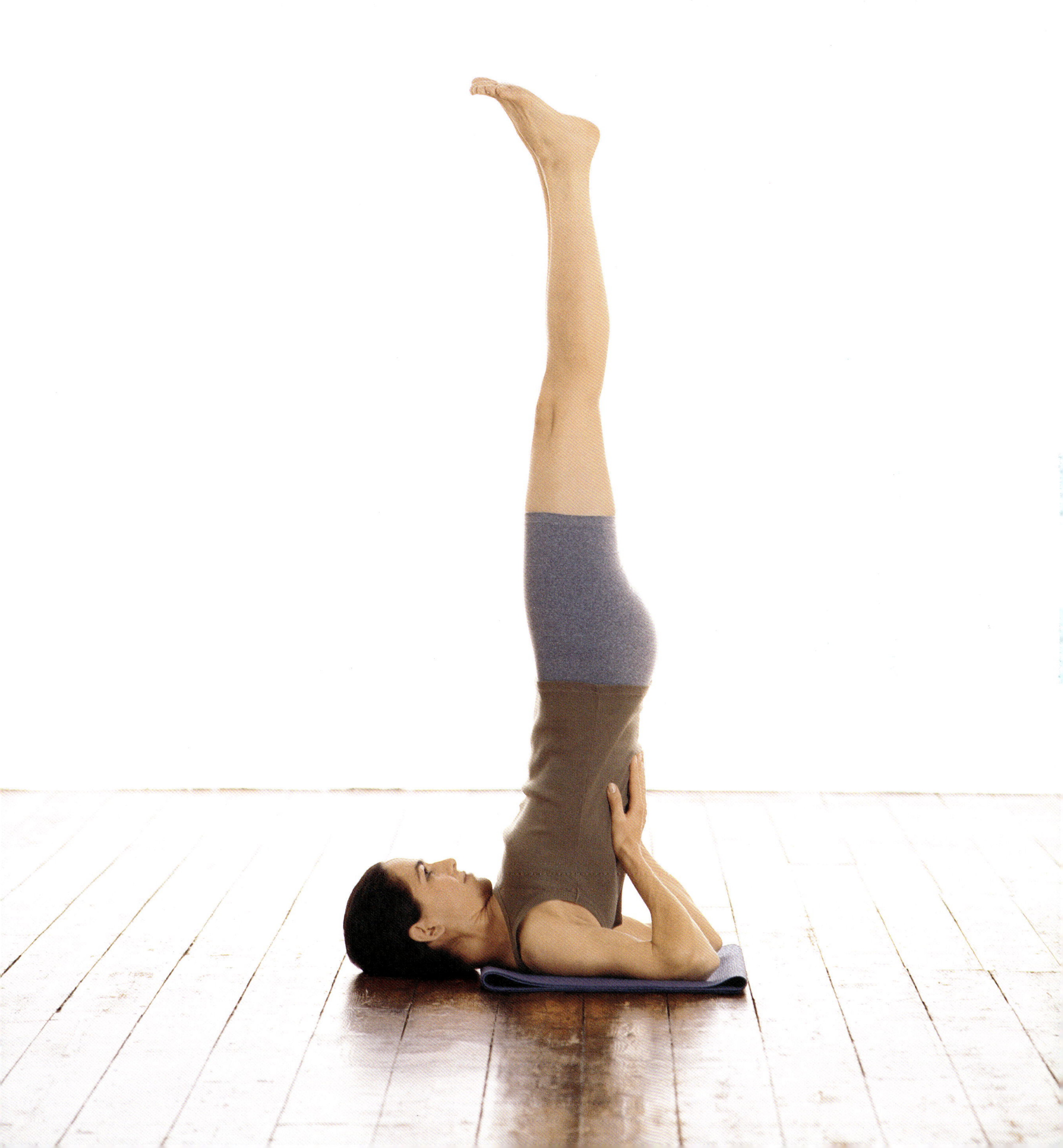

Kopf zu Knie

GUT

für Kniesehnen und unteren Rücken, Beweglichkeit der Hüften, bewusste Atmung

VORSICHT BEI akuten Schmerzen im unteren Rücken

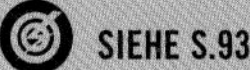

SIEHE S.93

Setzen Sie sich auf den Boden. Das linke Bein ist gestreckt, der rechte Fuß liegt an Ihrem linken Oberschenkel. Strecken Sie Ihr linkes Bein, und ziehen Sie den Fuß zu sich, damit das Bein gut gespannt ist. Heben Sie beim Einatmen die Arme über den Kopf, und strecken Sie dabei den ganzen Rumpf. Beim Ausatmen neigen Sie sich über Ihr Bein und legen die Hände neben Ihr Bein. Bleiben Sie 3 bis 6 Atemzüge. Bei jedem Einatmen dehnen Sie leicht Ihren Körper in die Länge, bei jedem Ausatmen geben Sie sachte etwas weiter nach vorne nach. Dann die andere Seite.

ANMERKUNGEN

Diese Position dehnt unsere ganze Körperrückseite und massiert sanft die inneren Organe. Sie verbessert die Beweglichkeit der Hüften und macht uns die Auswirkung des Atems als Bewegung in der Wirbelsäule und im Oberkörper bewusst. Versuchen Sie nicht um jeden Preis, den Kopf zu den Knien zu drücken – auch wenn die Position so heißt, liegt darin nicht ihr Ziel! Machen Sie lieber Ihren Körper so lang wie möglich, und bleiben Sie vor allem in der Position immer behutsam und entspannt. Die Unbeweglichkeit, die Sie in der Haltung spüren werden, basiert größtenteils auf verspannten Muskeln, die eher gelockert werden sollten, als hart daran zu ziehen. Vorbeugen im Sitzen sind introspektive Positionen. Deswegen sind sie besonders schwierig, wenn wir uns selbst nicht sehen wollen, wie wir wirklich sind.

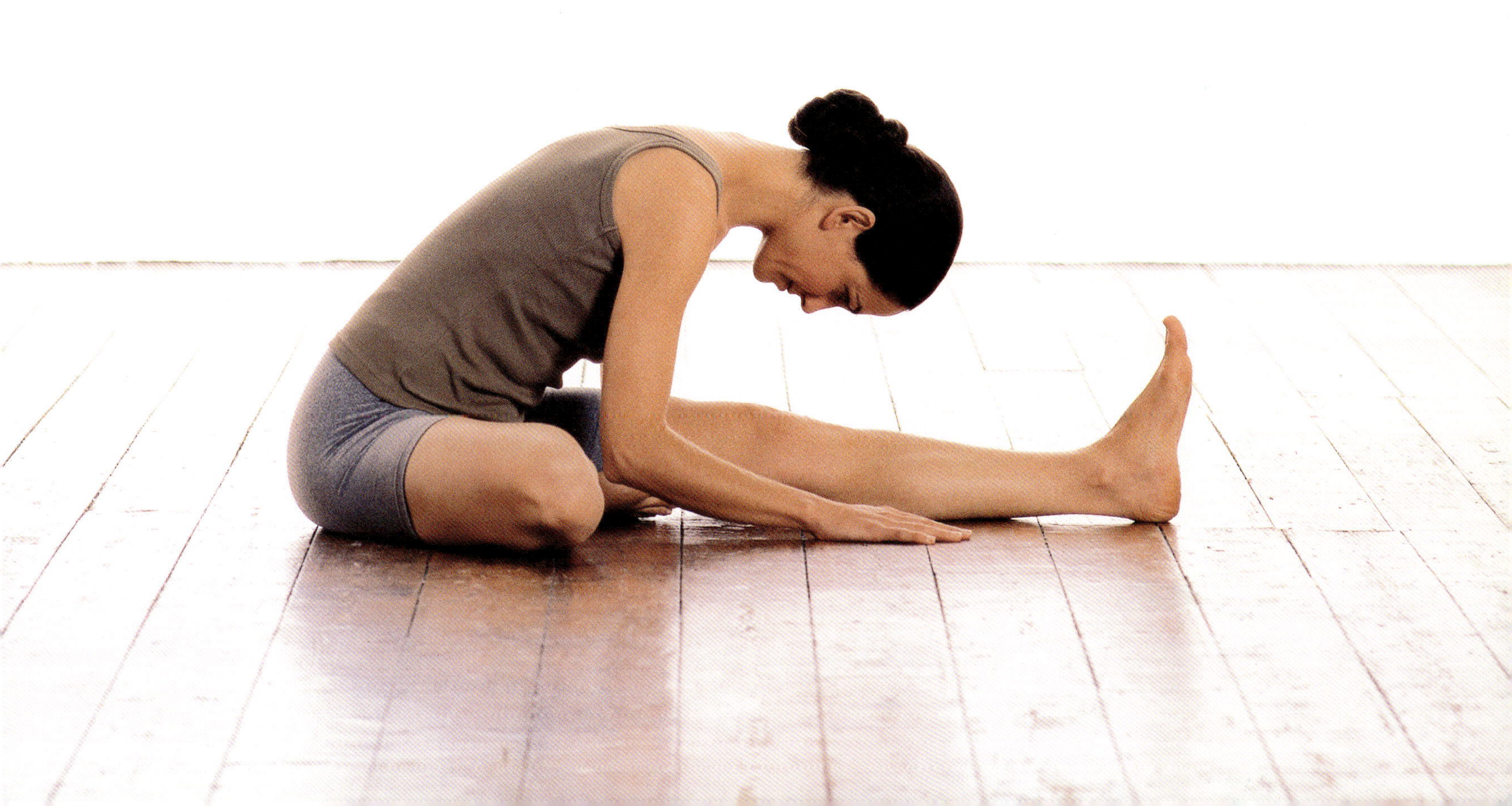

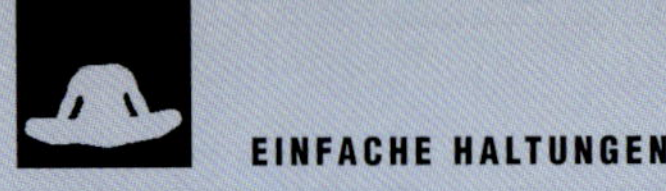

Schneidersitz

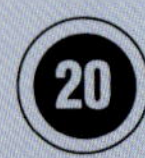

20

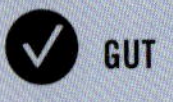

GUT
bei Menstruations-
schmerzen,
Blasenentzündung,
Verstopfung

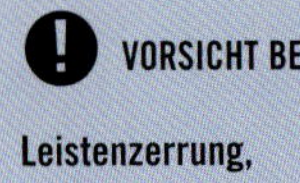

VORSICHT BEI
Leistenzerrung,
verstauchtem Fuß

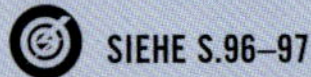

SIEHE S.96–97

Sitzen Sie mit den Fußsohlen aneinander, und senken Sie die Knie seitlich.

Legen Sie die Hände auf die Füße, und drücken Sie sanft auf die Innenseite der Fußballen. Atmen Sie tief ein, und strecken Sie die Wirbelsäule, die Sie mit Ihren Bauchmuskeln unterstützen. Beim Ausatmen neigen Sie Ihren Körper behutsam nach vorne. Legen Sie, wenn möglich, Ihre Ellbogen auf Ihre Waden oder Schenkel, und drücken Sie damit sanft auf Ihre Beine.

Lassen Sie Ihre Schultern weit und entspannt – machen Sie keinen Buckel. Atmen Sie dabei regelmäßig. Halten Sie die Position 6 bis 10 Atemzüge.

ANMERKUNGEN

Die tief gehende Öffnung der Hüftgelenke, die diese Position mit sich bringt, ist von unschätzbarem Wert. Ebenso regt der Schneidersitz die Unterleibsorgane und die Nerven im Sakralbereich der Wirbelsäule an. Er ist eine vielseitige Position, die auf eine kraftvolle Weise oder in einer sehr passiven Art (siehe S.97) geübt werden kann. Bevor Sie die Position üben, versuchen Sie, den optimalen Abstand Ihrer Füße vom Körper zu bestimmen. Finden Sie heraus, an welchem Punkt Sie bequem mit der Übung beginnen können.

Falls Sie die Füße zu eng an den Körper ziehen, merken Sie vielleicht, dass sich Ihr Rücken zum Ausgleich rundet. Dies sollten Sie vermeiden, da es wichtig ist, dass Sie in der Haltung bequem aufrecht sitzen können.

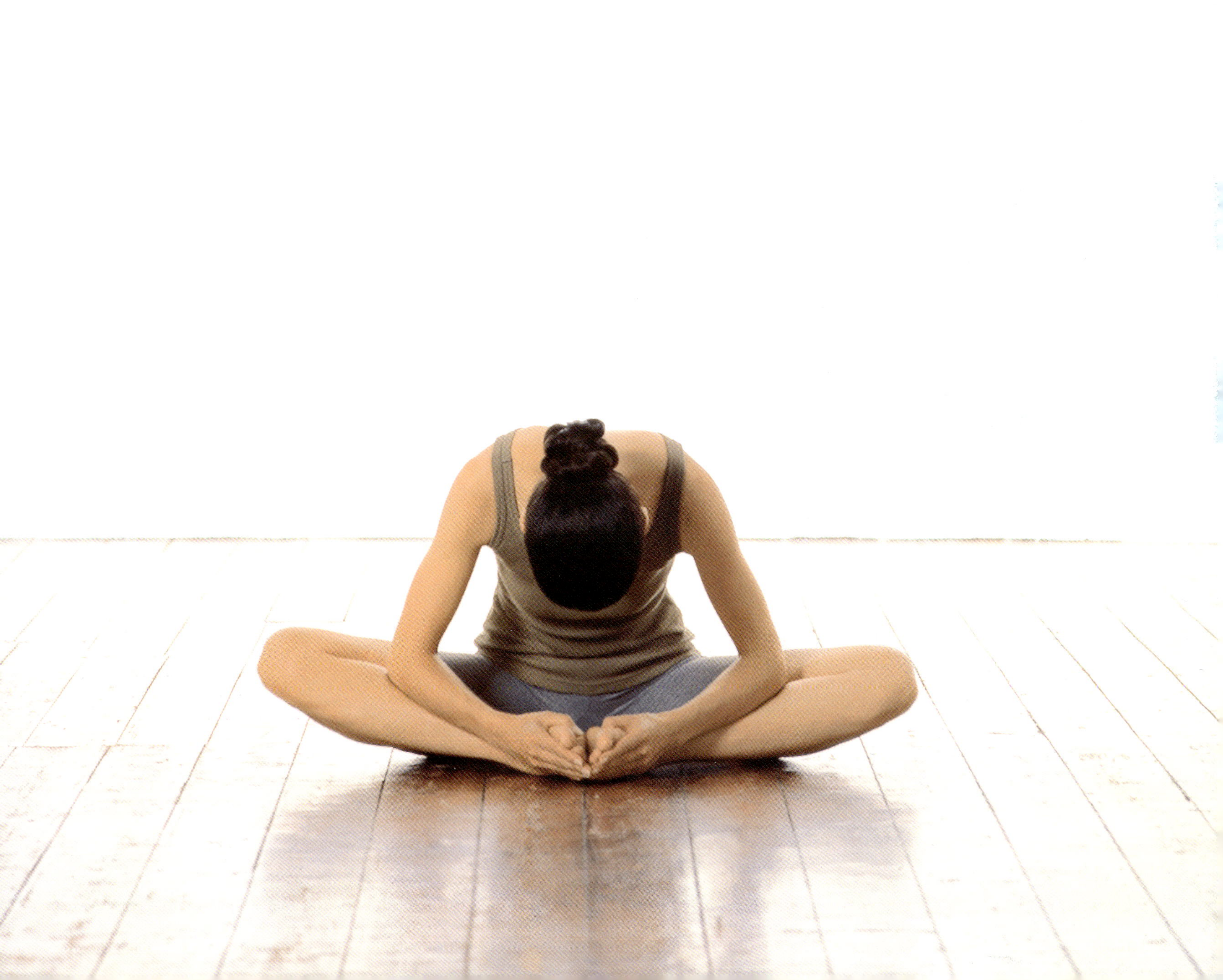

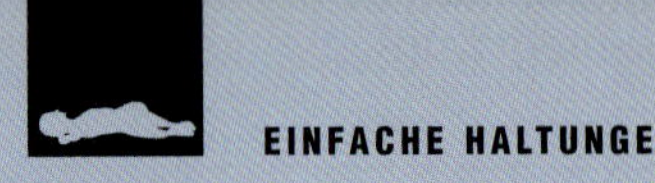

Drehung im Liegen

(21)

GUT
bei leichtem Schmerz
im unteren Rücken,
Erschöpfung,
Anspannung und Stress

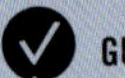 SIEHE S.98

Legen Sie sich auf den Rücken, und ziehen Sie Ihre Knie sanft zur Brust. Beim Ausatmen lassen Sie beide Knie auf Ihre rechte Seite sinken, und lassen Sie diese völlig locker. Ihre Arme liegen dabei seitlich ausgestreckt mit den Handflächen nach oben, Ihre Augen sind geschlossen. Lassen Sie alle Muskeln Ihres Körpers locker – einschließlich Zunge und Füße! Bleiben Sie 2 bis 6 Atemzüge in der Stellung, heben Sie dann beim Einatmen Ihre Füße zurück ins Zentrum und wiederholen Sie dies auf der anderen Seite. Wiederholen Sie die ganze Übung 2-mal oder öfter.

ANMERKUNGEN

Drehungen wie diese sind für die Wirbelsäule von großem Nutzen. Sie helfen auch dabei, Ihre Atmung zu vertiefen und aufgestaute Spannungen im Körper aufzulösen. Allen Drehungen im Yoga wird eine Blockaden lösende Wirkung zugesprochen, was uns hilft, neue Horizonte zu erschließen. Die Drehung im Liegen ist eine wunderbare Position, wenn Sie das Gefühl haben, sich an etwas zu klammern und es nicht loslassen zu können. Achten Sie darauf, dass Sie sich in der Drehung tatsächlich völlig entspannen. Es ist leicht möglich, dass eine leichte Anspannung in Ihren Beinen bleibt, wenn Sie nicht wachsam sind.

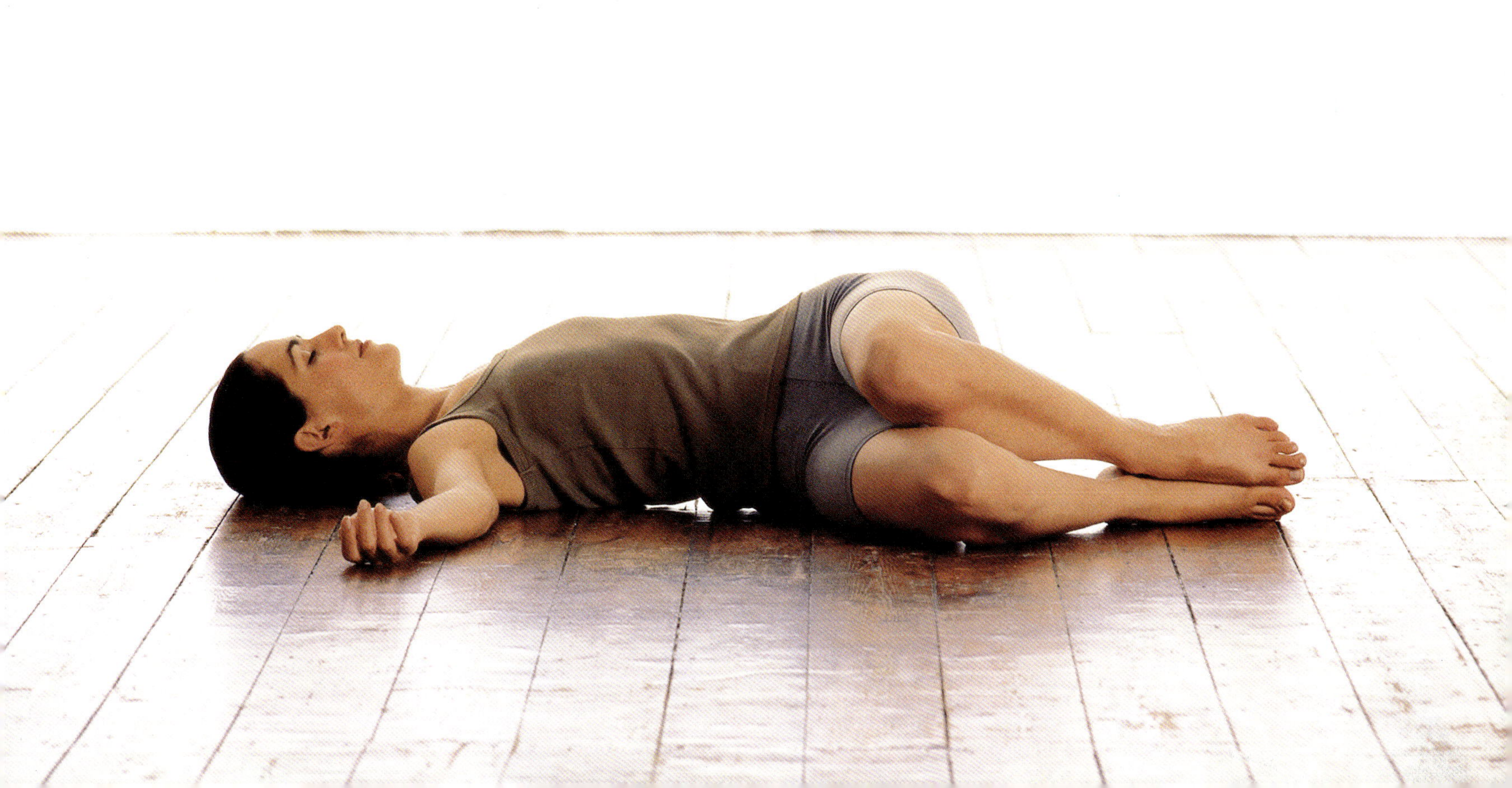

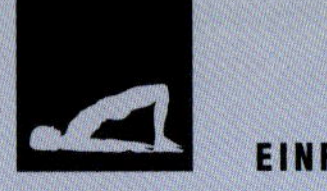

Brücke

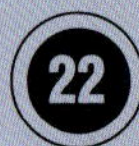
22

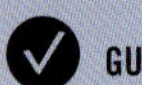

GUT
bei Nacken- und Schulterverspannung, Stress, Depression

VORSICHT BEI
sehr schwachen Knien oder schwachem Rücken, extremen Angstzuständen, Panikattacken

SIEHE S.99

Sie sind in Rückenlage, beugen die Knie und stellen die Füße parallel in Hüftbreite flach auf den Boden. Beim Einatmen heben Sie Ihre Hüften vom Boden. Verschränken Sie Ihre Hände unter dem Rücken, und ziehen Sie diese zu Ihren Fersen, wobei Sie Ihre Hüften noch höher drücken. Ziehen Sie Ihre Schultern fest unter sich, und spannen Sie die Beine an. Bleiben Sie 2 bis 6 Atemzüge, dann lösen Sie beim Ausatmen Ihre Hände, strecken die Arme und sinken zu Boden. Versuchen Sie, jeden Wirbel einzeln abzurollen, sodass Ihre Taille vor Ihrem Gesäß den Boden berührt. 2- bis 4-mal wiederholen.

ANMERKUNGEN

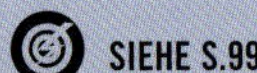

Die Brücke ist eine sanfte, aber effektive Rückbeuge, die hilft, Verspannungen in den Schultern, im Nacken und im oberen Rücken zu lindern. Wenn Sie mit Sorgfalt und unter Berücksichtigung des Atems ausgeführt wird, kann sie Ihre schlechten Haltungsgewohnheiten sehr schnell korrigieren. Achten Sie darauf, dass Ihre Füße, besonders die großen Zehen, die sich dabei gern vom Boden heben, fest verwurzelt bleiben. Um die Schulterblätter unter sich zu bringen, müssen Sie sich eventuell etwas hin- und herwiegen. Erforschen Sie die Bewegung Ihres Atems, und lassen Sie ihn in Ihren Brustkorb sickern und diesen dadurch weiten. Ihr Steißbein sollte immer nach oben weisen und so Ihren Rücken dehnen und stärken. Die Brücke hilft wie alle Rückbeugen, uns der Umwelt zu öffnen und den Durchblick wiederzuerlangen, wenn wir den Wald vor Bäumen nicht mehr sehen.

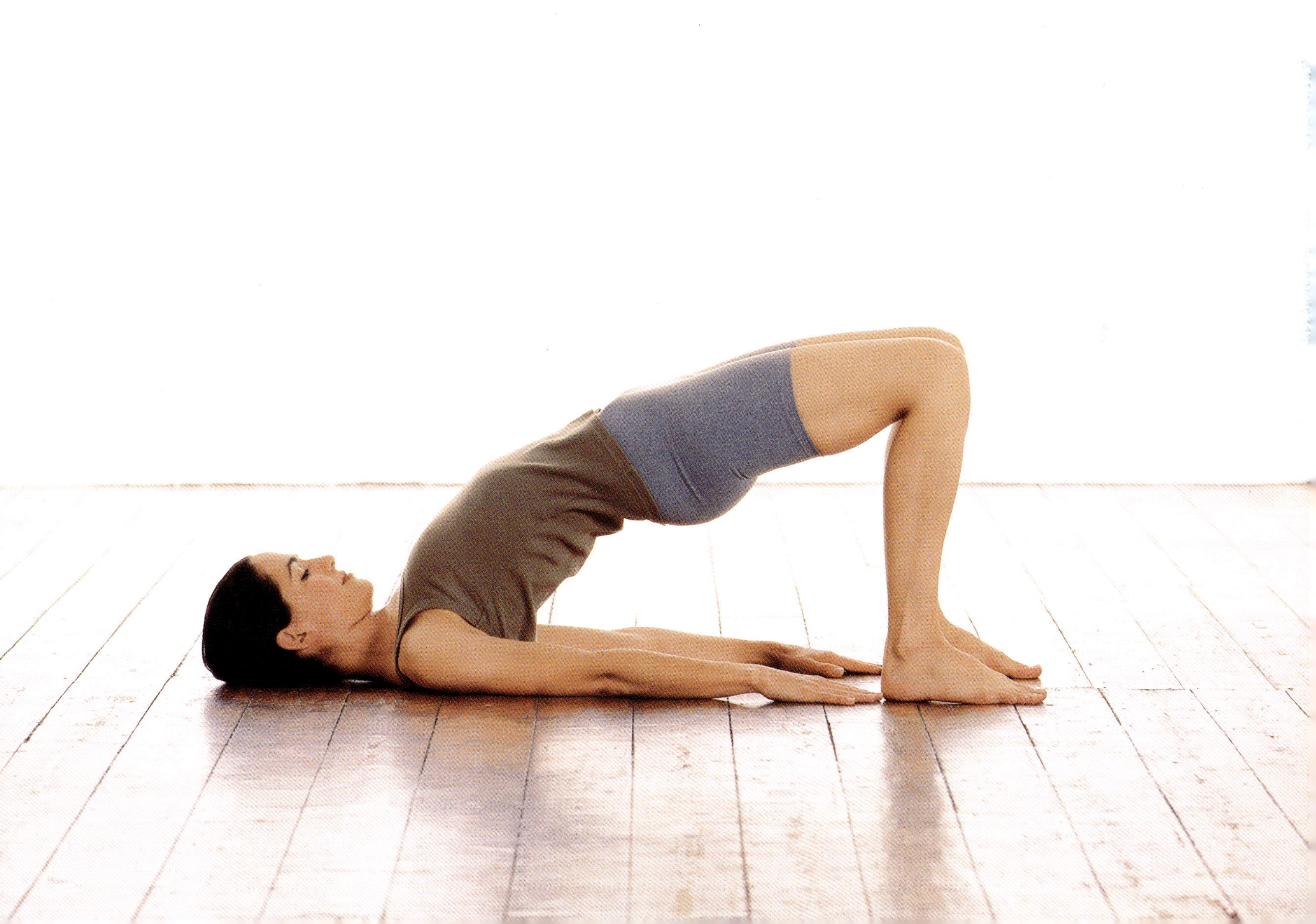

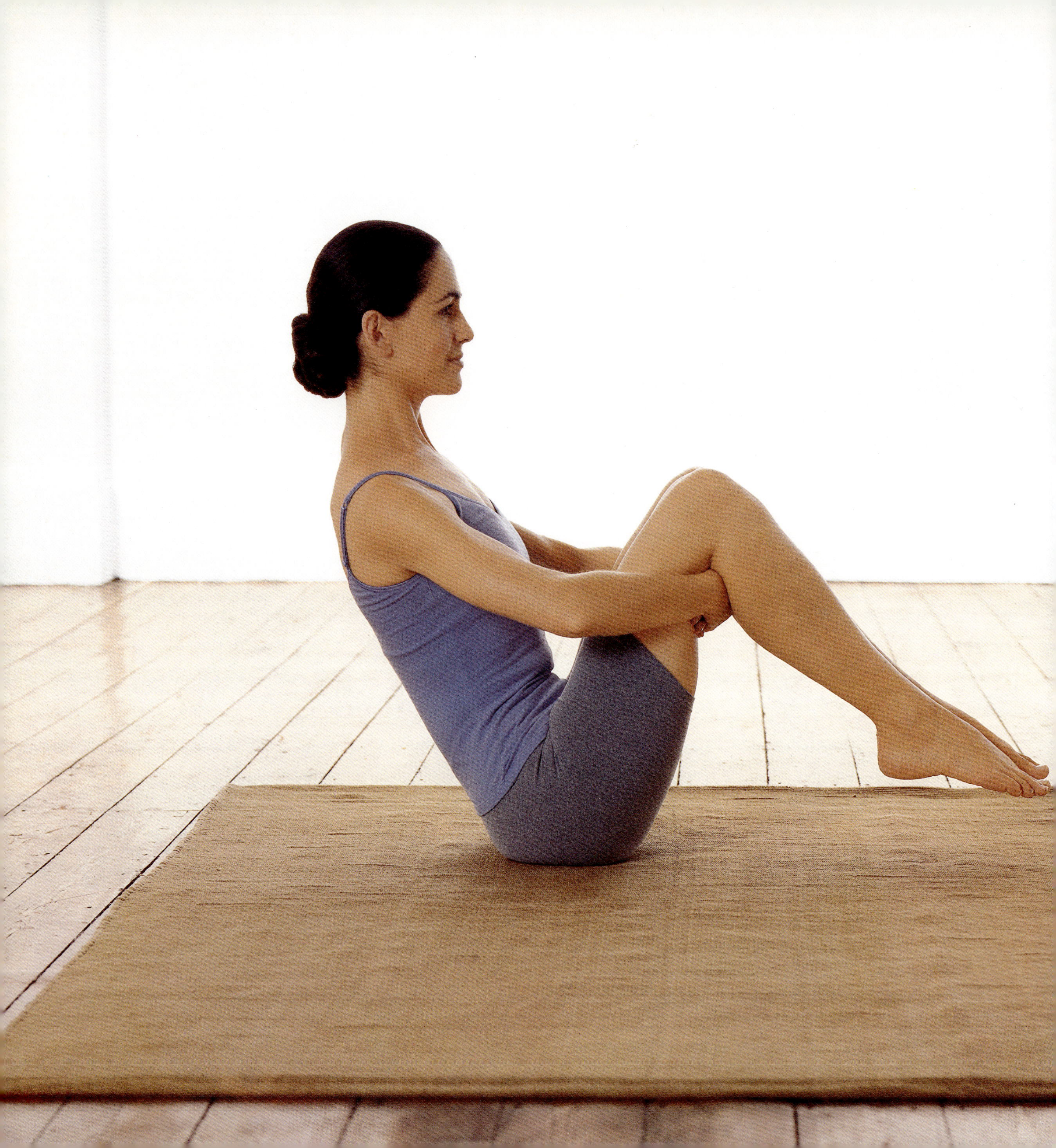

KAPITEL 3:
Einfache Lösungen

Kein Mensch gleicht dem anderen. Verschiedene Menschen werden, abhängig von der Beschaffenheit Ihres Körpers, ein und dieselbe Yogaposition einfach, schwierig oder schlicht unmöglich finden. Ist Ihnen eine der Haltungen in Kapitel 2 zu schwer, so finden Sie auf den nächsten Seiten Abwandlungen und Varianten, um die Übung an Ihre Bedürfnisse anzupassen. Das Verständnis, warum Ihnen eine Haltung schwer fällt, hilft Ihnen bei der Lösung. Daher befindet sich am Ende des Kapitels ein anatomischer Überblick, der Ihnen zeigt, wie schlechte Haltungsgewohnheiten zu Problemen wie Rückenschmerzen beitragen, und auch, wie Yoga dagegen helfen kann.

Korrekt ausgeführt sollte eine Yogaposition ein Gleichgewicht aus Anmut und Kraft, Ruhe und Energie, Wohlbefinden und Sicherheit bieten. Falls Sie sich bei einer Haltung überanstrengen müssen, dann verliert sie ihre Wirkung, und Sie sollten sie an Ihren Körper anpassen. Sehen Sie dieses Kapitel als Hilfsmittel zu Kapitel 2, in dem Sie immer wieder nachschlagen können.

Wie man eine Haltung anpasst

Jede Yogahaltung kann man unterschiedlich abwandeln, um sie leichter oder nutzbringender zu machen. In der Folge stelle ich einige Optionen zum Ausprobieren vor. In jedem Fall leitet sich die Änderung aus dem Erkennen der „Essenz" der Körperhaltung ab. Beginnen Sie mit den von mir vorgeschlagenen Variationen, und wenn Sie sich sicher fühlen, erforschen Sie Ihre eigenen.

Gehen Sie an jede Position mit Forschergeist und aufmerksamer Beobachtung heran, und Sie werden Ihre Yogapraxis sehr effektiv auf sich ausrichten können. Wagen Sie zu experimentieren — wenn Sie vorsichtig sind, tun Sie sich nicht weh.

Jede Position soll eine kleine Herausforderung bieten, aber sie sollten diese unter Kontrolle haben. Sie sollten keinesfalls den Atem anhalten und die Zähne zusammenbeißen müssen, um in der Position zu bleiben. Stellen Sie sich vor, Sie sind in der Brücke und Ihre Beine fühlen sich wackelig an und Ihr Rücken schmerzt, wenn Sie die Position zu lange halten. Sie merken auch, dass Ihr Atem flach ist und auf Ihrem Brustkorb großer Druck lastet. Bleiben Sie in diesem Fall kürzer in der Position, indem Sie die Hüften beim Einatmen heben und beim Ausatmen wieder zum Boden senken und dies einige Male wiederholen. Dies ist leichter, als die Hüften sechs aufeinander folgende Atemzüge hochzuhalten. Achten Sie darauf, in welcher Art die Wirbelsäule den Boden verlässt und wieder berührt. Es muss nicht sehr hoch sein.

Nun fügen Sie eine sanfte Armbewegung dazu, um den Brustkorb zu lockern. Heben Sie die Arme

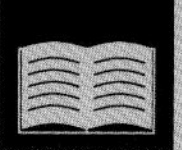

beim Einatmen seitlich auf Schulterhöhe oder über den Kopf, und senken Sie diese beim Ausatmen wieder. Probieren Sie einige Varianten aus, bis Sie eine finden, die eine kleine Herausforderung bietet, aber Sie nicht überanstrengt. Ist die Armbewegung zu schwierig, dann lassen Sie die Arme am Boden.

REGLOSIGKEIT ODER BEWEGUNG: Es gibt zwei einfache Varianten, um eine Position zu üben: statisch, indem man einige Atemzüge in der Pose verharrt, oder dynamisch, indem man mehrmals in und aus der Pose geht. Die zwei Varianten erzielen verschiedene Resultate. Wenn Sie sich steif fühlen oder Ihnen die Haltung schwer fällt, ist meist die dynamische Variante etwas leichter. Wenn Sie sich sicherer fühlen, halten Sie die Position längere Zeit.

FOKUS AUF DIE WIRBELSÄULE: In fast jeder Pose liegt das Hauptaugenmerk auf der Wirbelsäule. Ändern Sie also, falls nötig, die Position der Arme oder Beine, um die Wirbelsäule leichter beugen, drehen oder strecken zu können.

SICHERHEIT: Bevor Sie beginnen, berücksichtigen Sie Folgendes: Legen Sie niemals bei der Brücke oder beim Schulterstand ein Kissen oder einen Block unter Ihren Kopf (unter die Schultern schon), da dies den Druck auf Ihren Nacken verstärkt.

In Standhaltungen achten Sie darauf, dass Ihre Knie über Ihren Zehen bleiben und nicht seitlich ausweichen. Werfen Sie sich nicht und springen Sie auch nicht in eine Haltung. Machen Sie alle Bewegungen langsam und beherrscht.

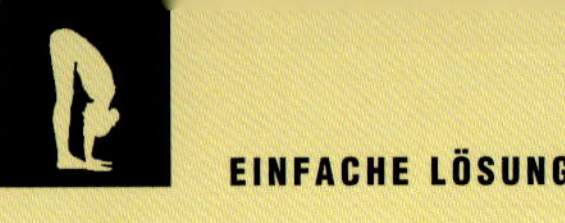

Vorbeuge

LÖSUNGEN

Vorbeugen sind anfangs oft schwierig, da viele von uns unter Unbeweglichkeit des Rückens und der Rückseiten der Beine leiden. Keine Vorbeuge sollte Schmerzen in Ihrem unteren Rücken auslösen: Eine tief gehende Dehnung der Beine ist gut, aber nicht Rückenschmerzen. Gehen Sie langsam und sanft vor.

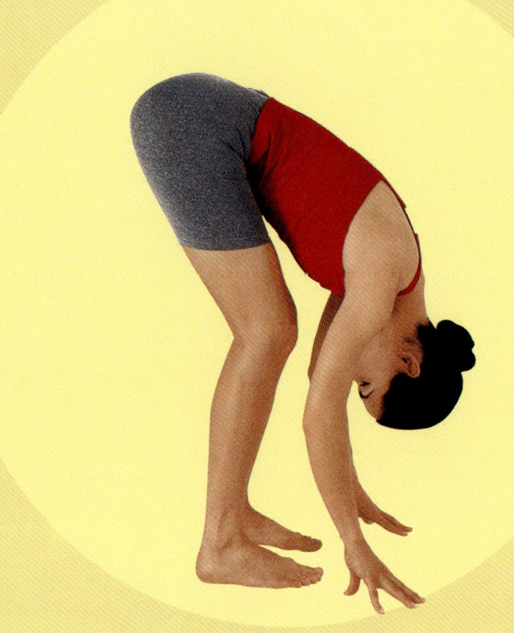

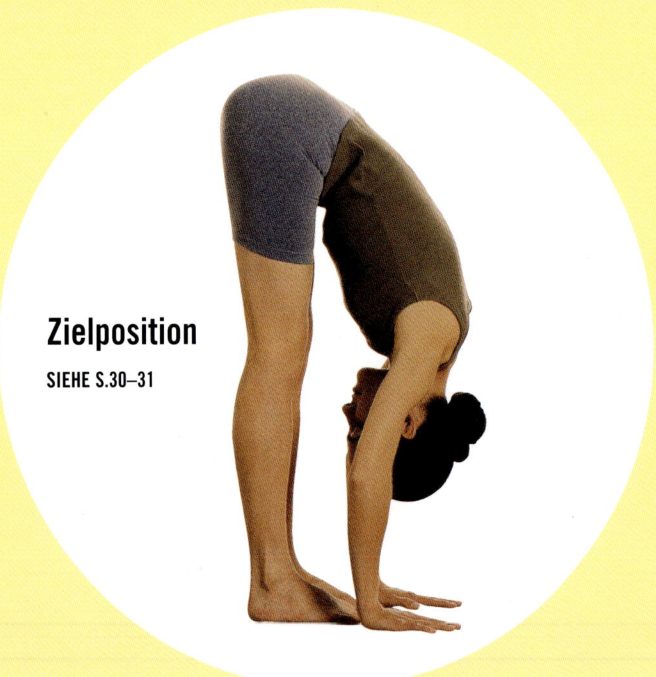

Zielposition
SIEHE S.30–31

✕ PROBLEM: **Es ist nicht so übel, aber ich kann meine Beine nicht strecken und meinen Rumpf locker lassen, und ich komme nicht zum Boden.**

✓ LÖSUNG: **Beugen Sie die Knie, bis Sie Ihren Brustkorb locker und entspannt lassen können. Wenn Sie den Boden nicht berühren können, legen Sie Ihre Hände auf die Schienbeine.**

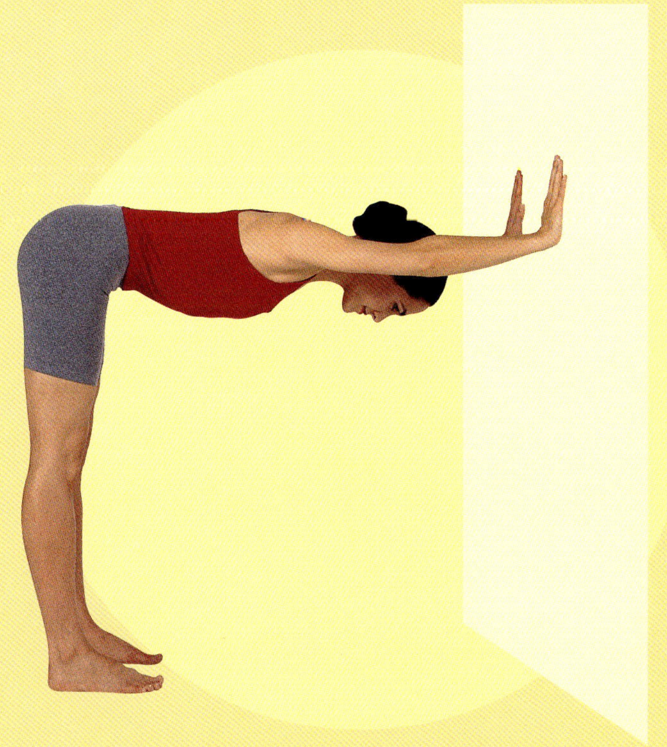

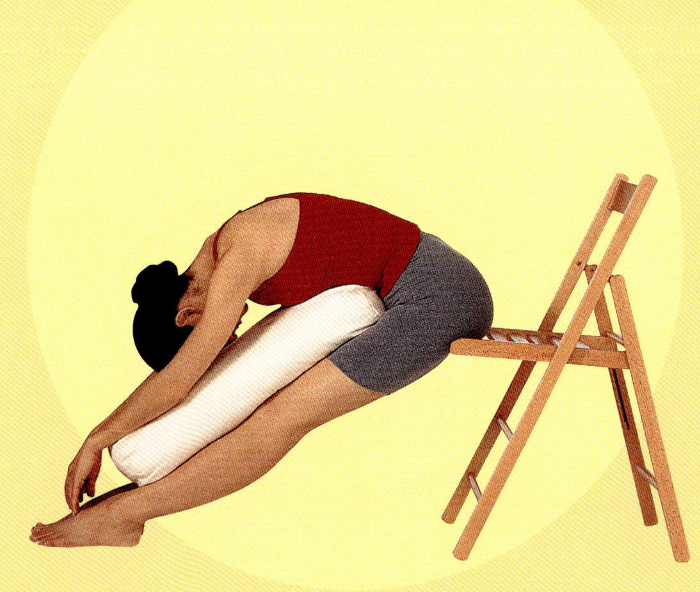

✕ PROBLEM: Ich kann nicht locker lassen und mich nur so weit beugen, dass ich die Knie berühre.

✓ LÖSUNG: Nehmen Sie eine Wand zu Hilfe. Drücken Sie Ihre Hände in Schulterbreite gegen die Wand, und strecken Sie die leicht gespreizten Beine. Versuchen Sie Ihren Rücken vom Steiß bis zum Kopf lang zu machen. Lassen Sie den Kopf nicht hängen. 3 bis 8 Atemzüge halten.

✕ PROBLEM: Ich kann meinen Körper vorbeugen, aber ihn nicht entspannen.

✓ LÖSUNG: Dies ist eine nette Variante, um die Vorbeuge mit Unterstützung zu üben. Setzen Sie sich auf eine Stuhlkante, und lehnen Sie sich entspannt über eine große Nackenrolle oder auf ein Kissen. Ganz einfach!

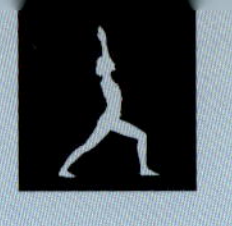

Krieger

LÖSUNGEN

Probleme mit dieser Haltung mögen auf Schwäche oder Unbeweglichkeit basieren. Übung zahlt sich aus. Achten Sie auf Ihre Fußstellung. Ihr vorderer Fuß muss fest und sicher stehen. Der Rist Ihres hinteren Fußes muss hochdrücken – es hilft, wenn Sie den äußeren Rand Ihrer Ferse fest hinunterdrücken und Ihr Bein gut strecken.

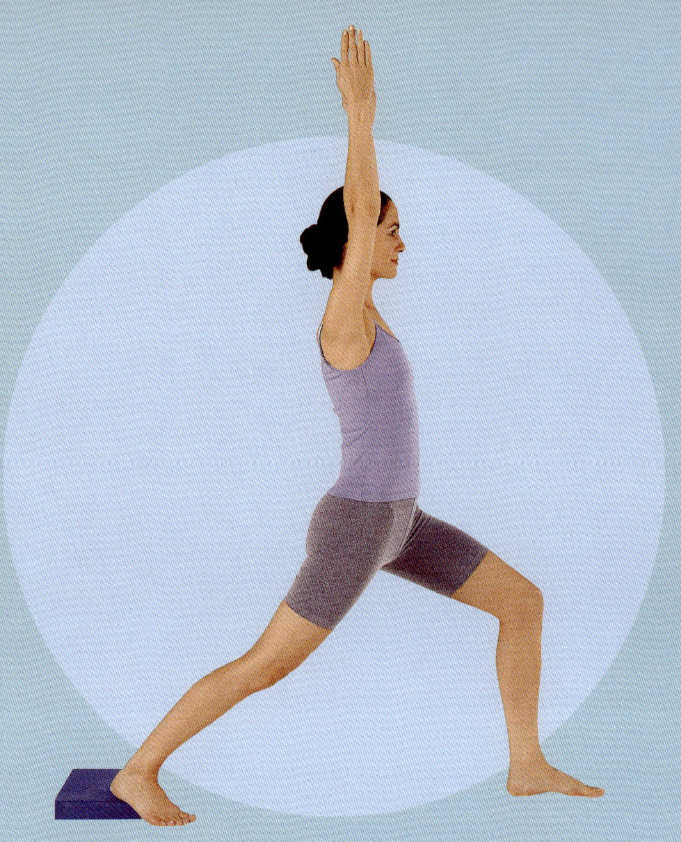

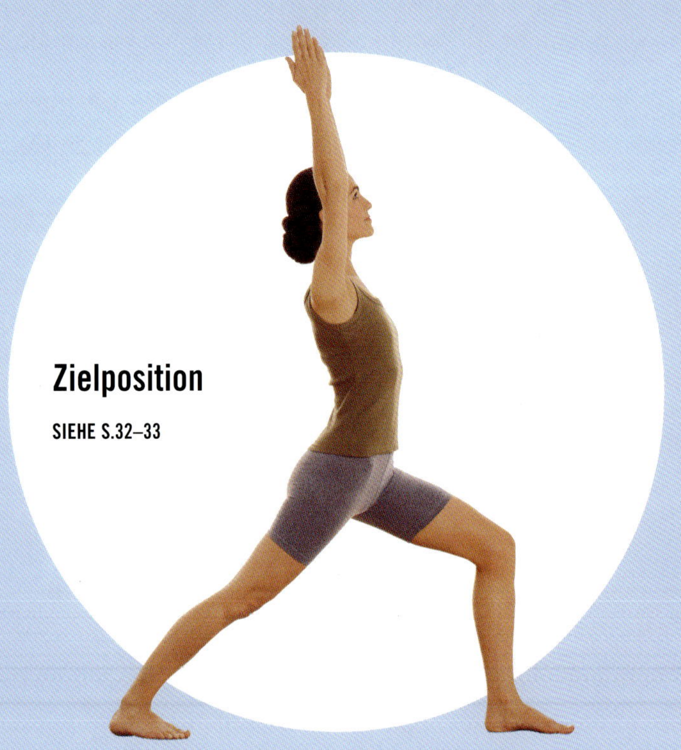

Zielposition

SIEHE S.32–33

❌ PROBLEM: **Die Ferse meines hinteren Fußes hebt sich in dieser Haltung vom Boden.**

✔ LÖSUNG: **Legen Sie einen Block unter Ihre Ferse, und pressen Sie diese fest dagegen.**

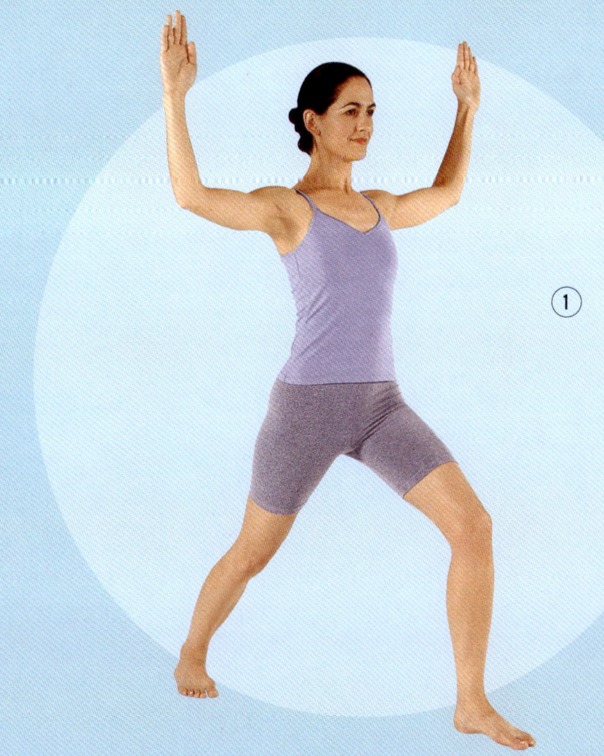

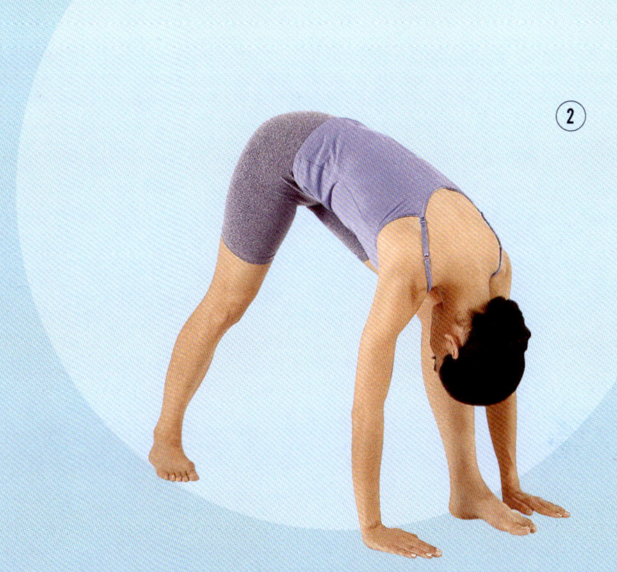

❌ PROBLEM: **Mein Nacken, Hals und Brustkorb**

sind verspannt, und ich kann nicht richtig atmen. /

Es ist einfach zu schwierig!

✓ LÖSUNG (SCHRITT 1): **Nehmen Sie die**

Anfangsstellung der Beine für die Krieger-Haltung

ein (die Beugung des Knies kann etwas geringer

sein). Beim Einatmen heben Sie die Arme wie in

der abgebildeten Position. Ihr Brustkorb bleibt

dabei offen, Ihre Schultern sind entspannt.

✓ LÖSUNG (SCHRITT 2): **Beim Ausatmen**

beugen Sie sich vor, legen Ihre Hände neben

Ihren Fuß auf den Boden und lassen Ihren Kopf

und Nacken ganz entspannt hängen. Beim

Einatmen kommen Sie wieder hoch. Wiederholen

Sie dies 2- bis 4-mal auf jeder Seite.

Seitlicher Winkel
LÖSUNG

Diese Haltung ist in vieler Hinsicht ziemlich anstrengend. Sie sollte trotzdem nicht zu steif und angespannt geraten. Wählen Sie in diesem Fall lieber eine leichtere Version, und bleiben Sie in dieser Haltung einige Atemzüge, bis Sie die Kraft haben, die ganze Übung vollständig auszuführen.

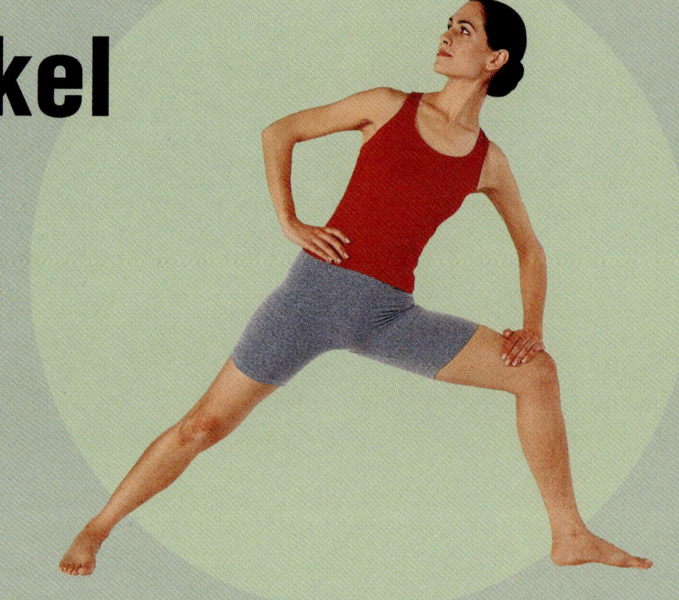

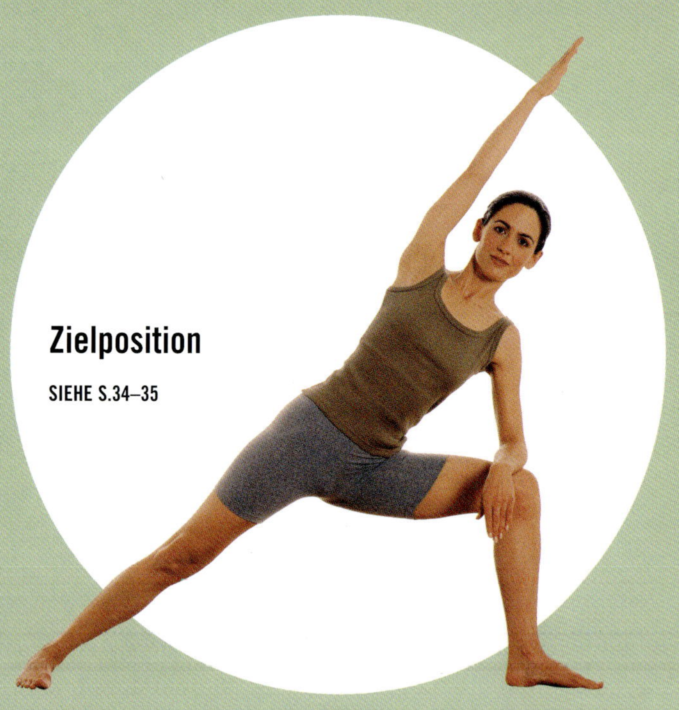

Zielposition

SIEHE S.34–35

 PROBLEM: Es ist zu anstrengend, länger in der Haltung zu bleiben oder sie überhaupt einzunehmen.

LÖSUNG: Beugen Sie Ihr Knie so weit Sie können. Legen Sie statt des Unterarms Ihre Hand auf den Schenkel und die andere Hand auf Ihre Hüfte. Konzentrieren Sie sich auf die Kraft Ihrer Beine und das Hochziehen Ihres Unterleibs, und weiten Sie dabei Ihren Brustkorb.

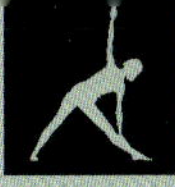

Dreieck

LÖSUNG

Ein gängiger Fehler bei dieser Haltung liegt darin, das

Bein zu weit unten zu berühren. Dadurch dreht sich der

Brustkorb nach vorn, und die Hüften rutschen nach

hinten. Strecken Sie Ihren Rumpf komplett, bevor Sie ihn

seitlich dehnen, sodass Sie sich nur seitwärts beugen.

Falls Ihr Nacken schmerzt, blicken Sie geradeaus statt

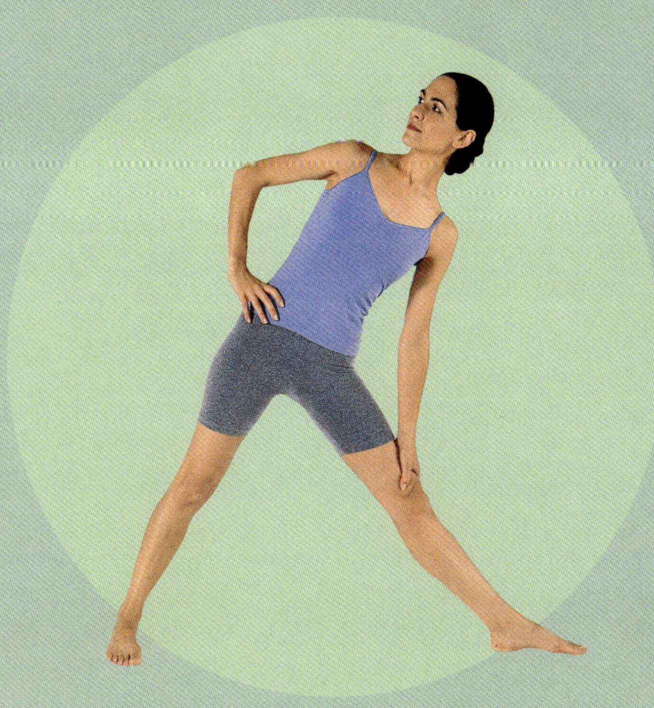

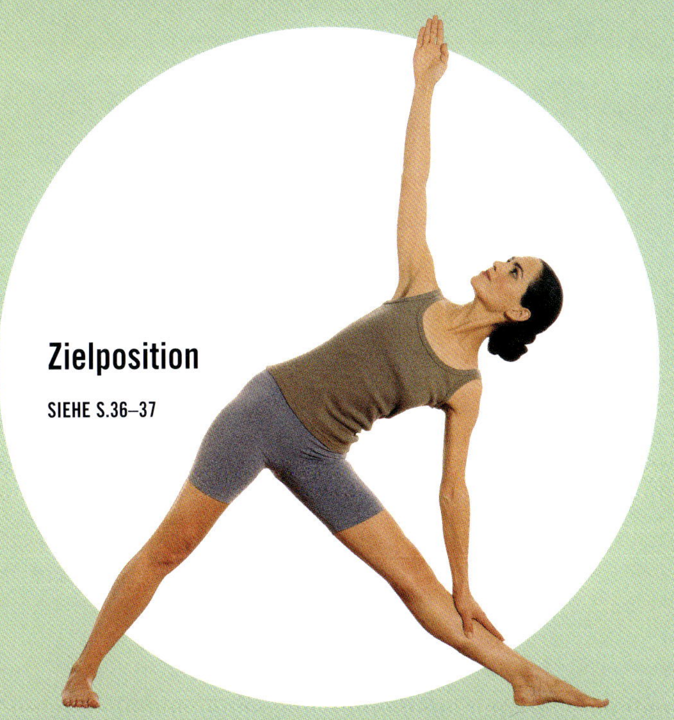

Zielposition

SIEHE S.36–37

✕ PROBLEM: Ich komme nicht bis zu meinem

Schienbein hinunter.

✓ LÖSUNG: Legen Sie Ihre Hand auf Ihren

Oberschenkel über Ihr Knie (nicht darauf).

Stemmen Sie die andere Hand in die Hüfte und

konzentrieren Sie sich darauf, Ihre Brust nach

oben zu öffnen und Ihre Beine kraftvoll zu

spannen.

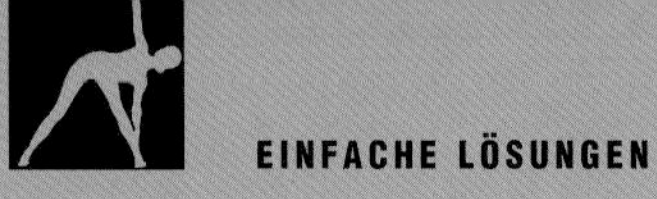

Gedrehtes Dreieck

LÖSUNGEN

Wenn Sie bemerken, dass Sie in der Drehung den Atem anhalten, versuchen Sie einige Atemzüge in dieser Haltung zu bleiben und dabei regelmäßig und entspannt zu atmen. Dies hilft Ihnen, die Flexibilität des Brustkorbs und Ihr Stehvermögen zu verbessern. Gehen Sie wie immer mit dem Atem – und kämpfen Sie nicht mit ihm.

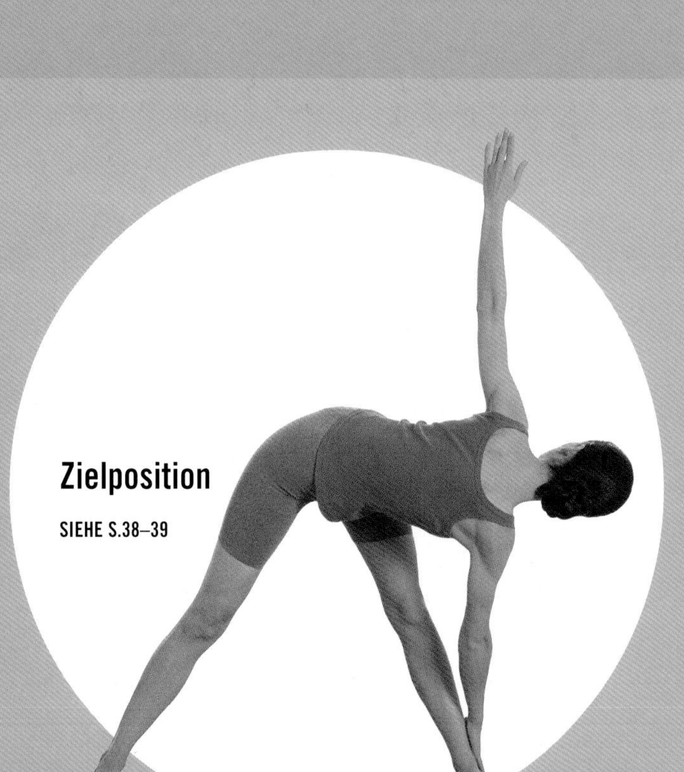

Zielposition

SIEHE S.38–39

✗ PROBLEM: Ich kann nicht den Knöchel halten *und* mich drehen *und* meine Beine strecken.

✔ LÖSUNG: Beugen Sie das Knie, zu dem Sie sich drehen. Stemmen Sie Ihre Hand lieber gegen die Hüfte, als sie gerade nach oben zu strecken, und konzentrieren Sie sich auf den Akt des Drehens in Ihrem Oberkörper.

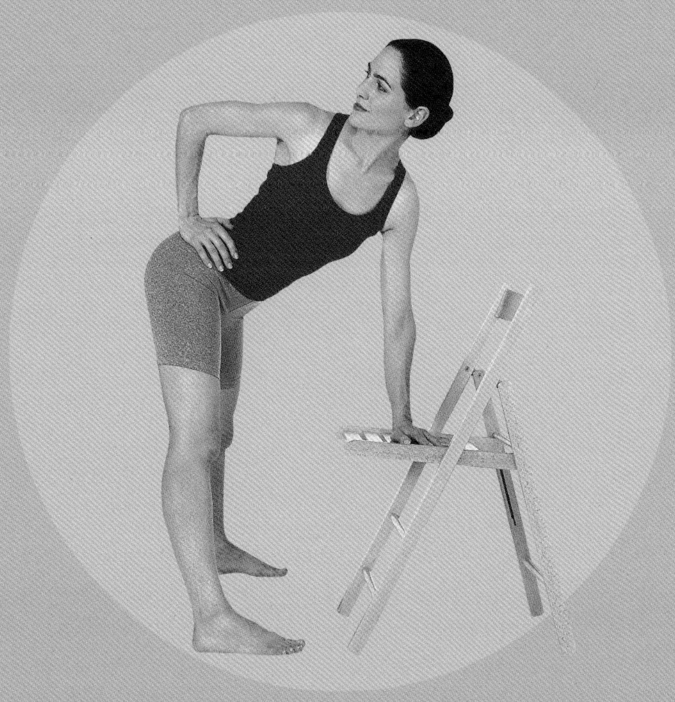

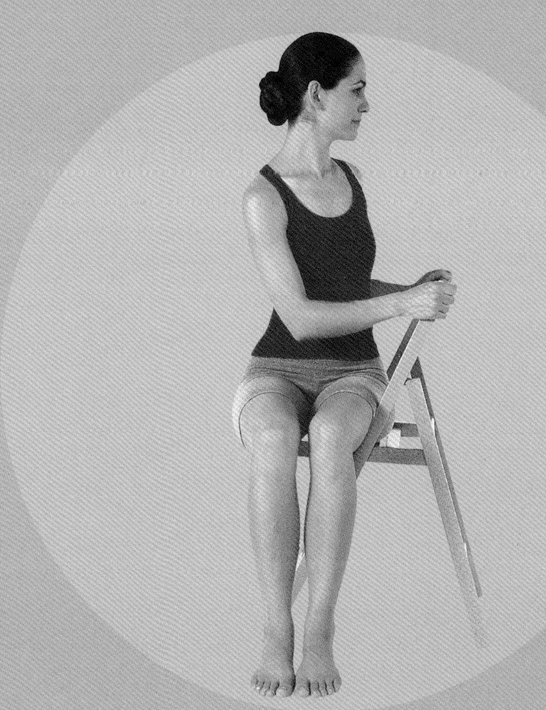

✕ PROBLEM: Es ist unmöglich, meine Wirbelsäule in der Drehung gestreckt zu lassen. / Mein Rücken krümmt sich sehr, das Kinn kommt zur Brust.

✓ LÖSUNG: Legen Sie Ihre Hand auf einen Stuhl. Diese Stütze erlaubt Ihnen, Ihre Wirbelsäule zu dehnen, indem Sie sich besser drehen können, und Sie können genauso gut Ihre Beine trainieren.

✕ PROBLEM: Meine Beine sind zu straff/oder schwach, um die Drehung länger als einige Sekunden halten zu können.

✓ LÖSUNG: Versuchen Sie die Drehung auf einem Stuhl. Setzen Sie sich seitlich darauf, drehen Sie beim Ausatmen Ihren Rumpf und halten Sie dabei die Lehne mit beiden Händen. Bleiben Sie 3 bis 6 Atemzüge, und wechseln Sie dann die Seite.

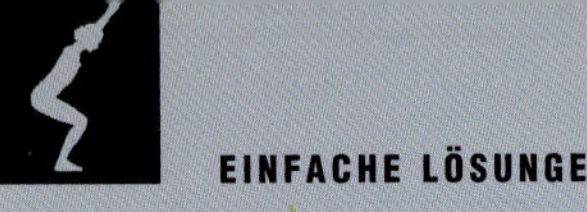

Kraftvolle Haltung

LÖSUNG

Die Rückseite der Beine kann in dieser Haltung sehr straff werden, daher können Sie Ihre Knie vielleicht nur wenig beugen, ohne dass Ihre Fersen den Boden verlassen. Falls Ihre Knie sich nach innen oder außen biegen, könnten Sie einen Block dazwischen klemmen, um sie in der richtigen Position zu halten.

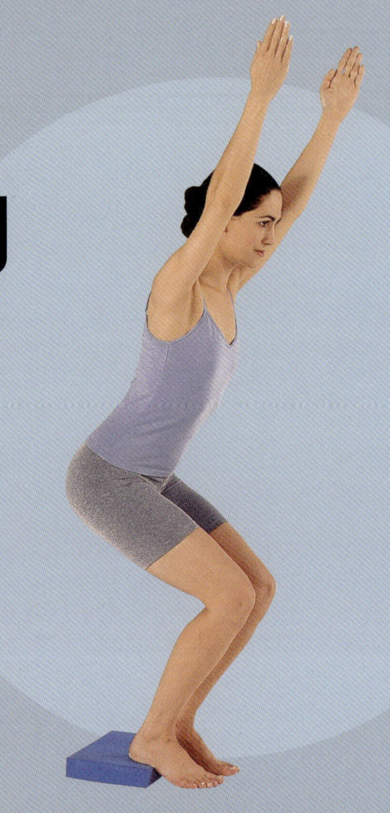

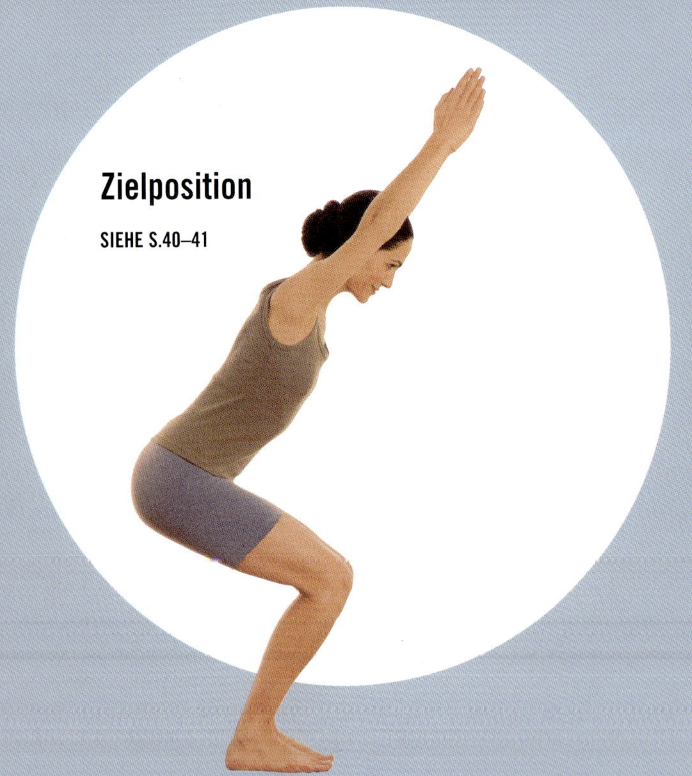

Zielposition

SIEHE S.40–41

✗ PROBLEM: Meine Fersen bleiben in dieser Position nicht am Boden, und sie ist sehr wackelig!

✓ LÖSUNG: Legen Sie einen Block unter Ihre Fersen und gehen Sie so weit in die Hocke, dass Ihre Fersen noch am Block bleiben. Sie können zur zusätzlichen Erleichterung Ihre Ellbogen in die Kniebeugen und die Handflächen aneinander legen. Versuchen Sie einige Atemzüge lang, so zu bleiben.

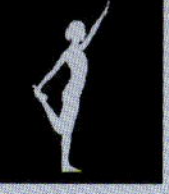

Tänzer

LÖSUNG

Ihr Gleichgewichtssinn kann zum Beispiel durch Ohren-
probleme, eine Verkühlung oder schmerzende Füße
geschwächt werden. Generell verschlechtert er sich im
Alter und während einer Schwangerschaft. Falls Sie
Probleme damit haben, Balance zu halten, dann üben
Sie zur Sicherheit in der Nähe einer Wand.

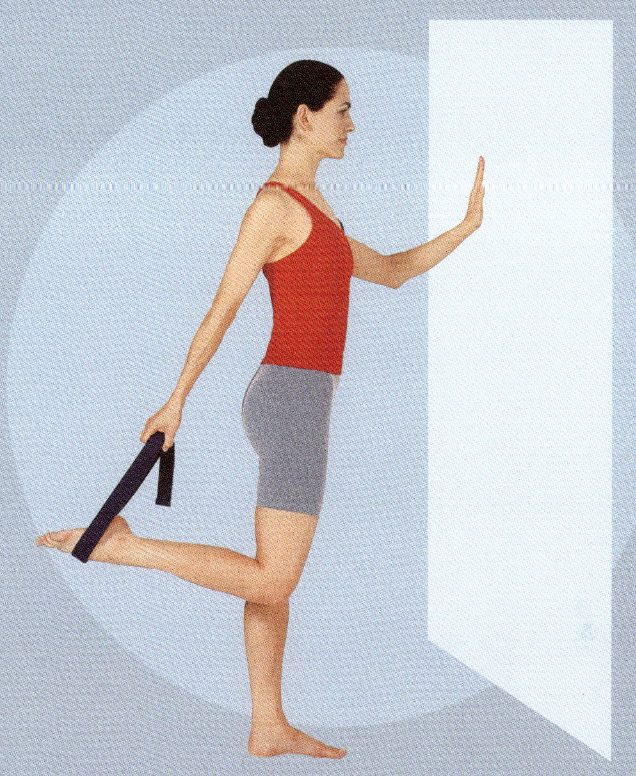

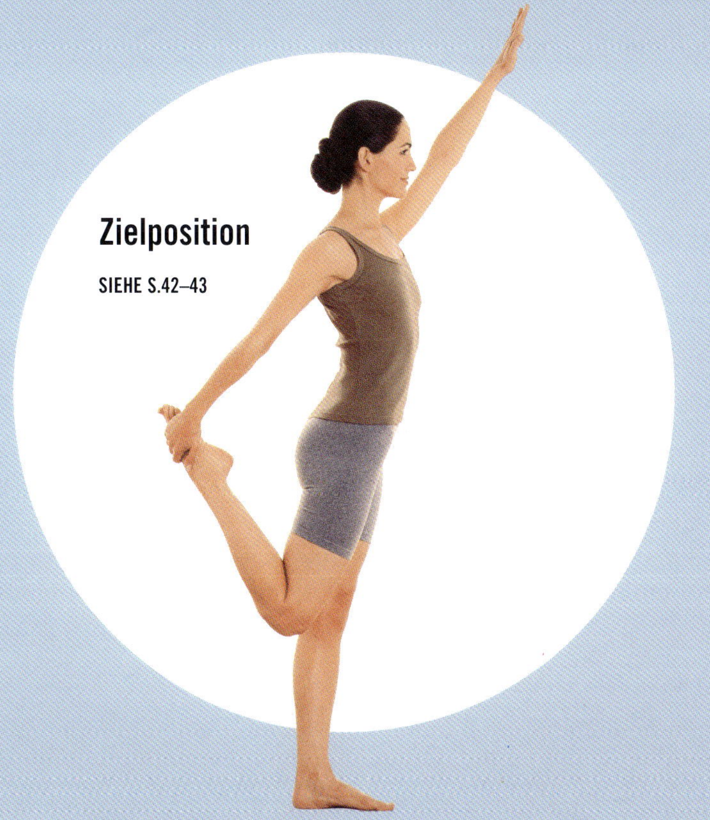

Zielposition

SIEHE S.42–43

✕ PROBLEM: Ich kann meinen Fuß nicht hinter
meinem Rücken halten.

✓ LÖSUNG: Halten Sie in einer Hand einen Gurt,
und stützen Sie sich vorne an einer Wand ab.
Fangen Sie nun mit dem Gurt Ihren Fuß. Halten
Sie den Gurt so kurz wie nur möglich, um die
Position einnehmen zu können. Probieren Sie die
Hand von der Wand zu nehmen und frei Balance
zu halten.

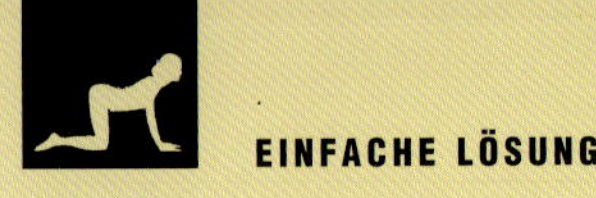

Katze

LÖSUNG

Die Katze ist für die meisten möglich, daher schlage ich hier mehr eine Variation als eine Problemlösung vor. Sollten in dieser Position Ihre Knie schmerzen, legen Sie eine gefaltete Decke darunter. Die restlichen Schwierigkeiten werden durch eine sorgsame, regelmäßige Praxis verschwinden.

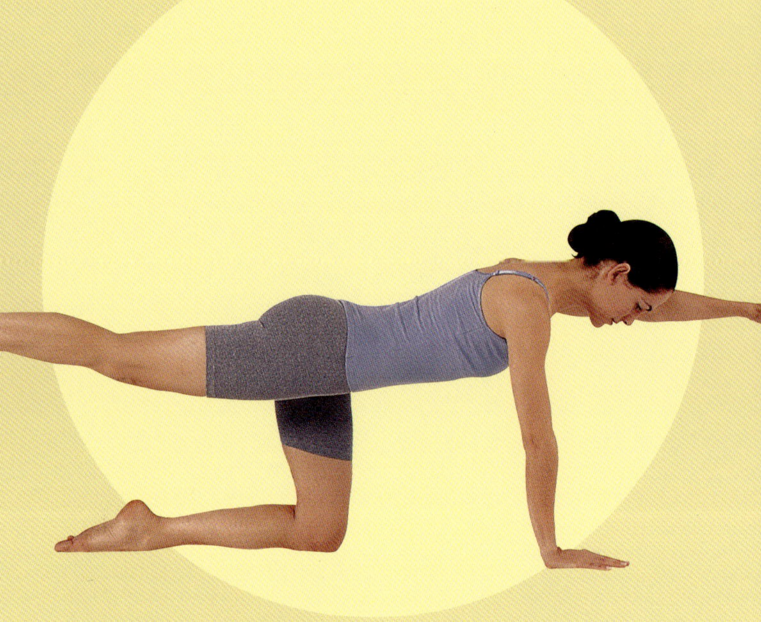

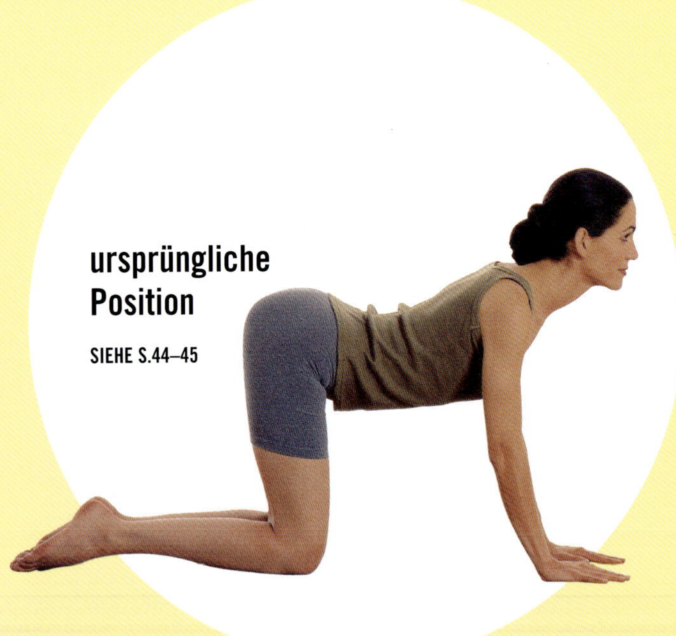

ursprüngliche
Position

SIEHE S.44–45

✕ PROBLEM: Ich kann die Katze – jetzt möchte ich zur Abwechslung etwas Ähnliches.

✓ LÖSUNG: Diese Balance-Variante der Katze stärkt die Mitte und Stabilität. Aus der Position auf allen Vieren strecken Sie zuerst Ihr linkes Bein und dann Ihren rechten Arm aus, um damit eine kraftvolle Diagonale zu bilden. Nutzen Sie Ihre Unterleibsmuskulatur, um die Balance zu halten.

Kind

LÖSUNG

Wenn Sie mit dieser Position kämpfen, können Stützen wirklich hilfreich sein. Falls Sie die Position jedoch trotz aller Stützen unbequem finden, dann könnten Sie stattdessen die Knie-zur-Brust-Haltung üben (siehe S.54–55), die einen ähnlichen Nutzen bringt und die Hüften etwas weniger belastet.

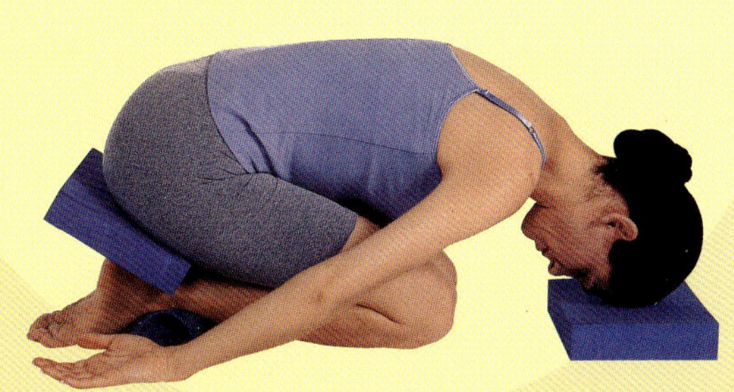

Zielposition

SIEHE S.48–49

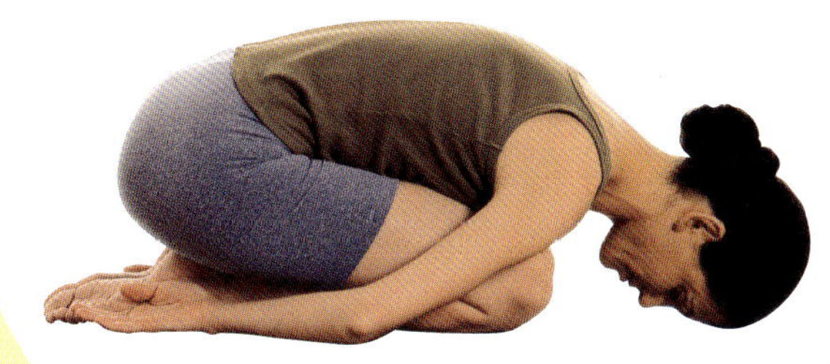

✕ PROBLEM: Mein Kopf berührt den Boden nicht. / Es ist unangenehm in den Beinen. / Meine Fußspitzen tun weh.

✓ LÖSUNG: Legen Sie einen oder zwei Blöcke unter Ihren Kopf und eine zusammengerollte Matte oder Decke unter Ihre Knöchel. Eventuell benötigen Sie einen zusätzlichen Block oder ein Polster zwischen Ihren Hüften und Fersen.

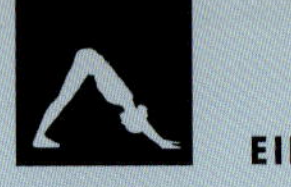

Hund
LÖSUNGEN

Falls Ihr unterer Rücken und Ihre Kniesehnen steif sind, kann der Hund, wie die Vorbeuge, schwierig sein. Auch bei unbeweglichen Schultern — sei es weil diese zu wenig trainiert oder verspannt sind oder die Muskeln stark und massiger geworden sind — kann er anstrengend sein. Versuchen Sie in diesem Fall diese Varianten.

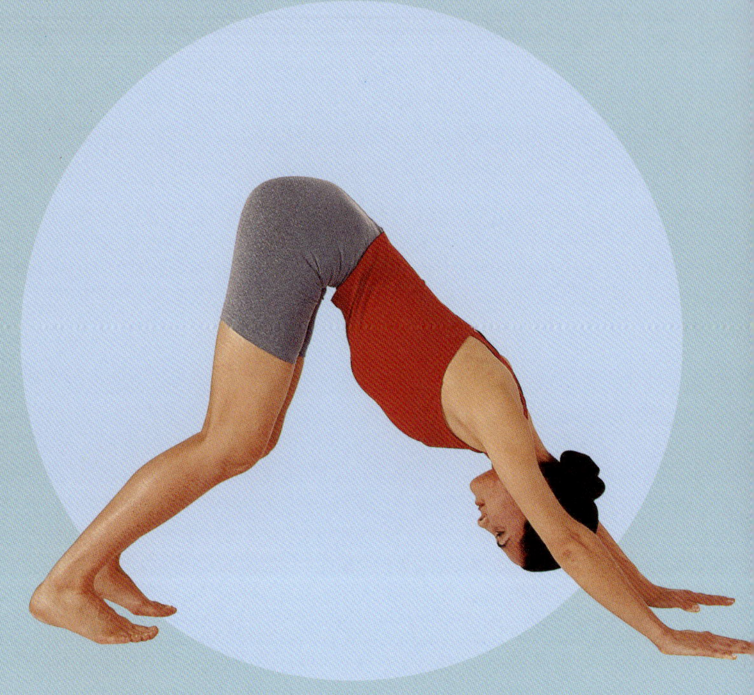

Zielposition
SIEHE S.46–47

✗ PROBLEM: Mein Rücken krümmt sich, und meine Beine spielen das Lied vom Tod!

✓ LÖSUNG: Beugen Sie die Knie. Heben Sie die Fersen vom Boden, und konzentrieren Sie sich darauf, die Hüften hochzuheben und die Brust zu Ihren Schienbeinen zu ziehen, um die Wirbelsäule zu dehnen.

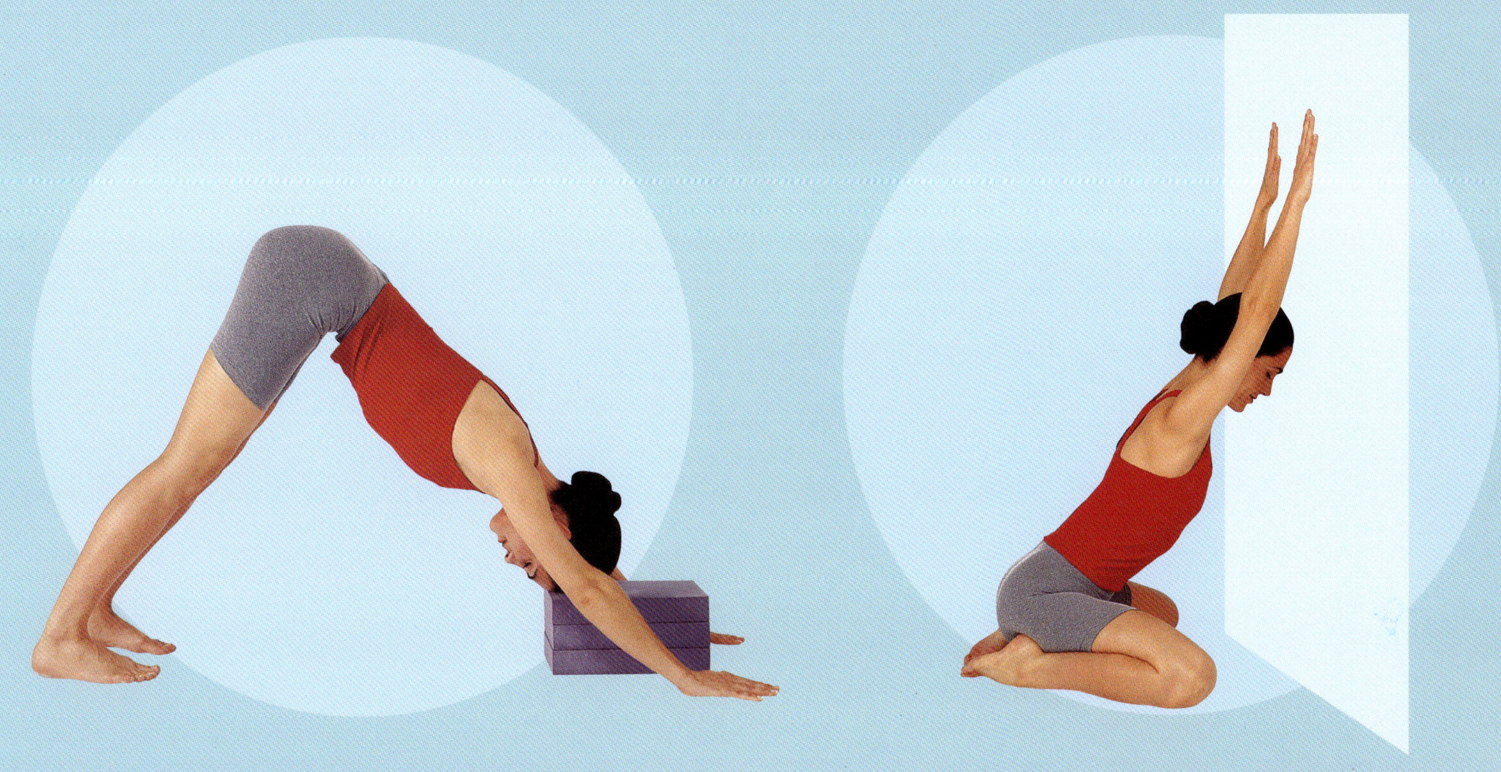

PROBLEM: Mein Nacken ist angespannt, meine Schultern sind hochgezogen, aber ich kann meine Wirbelsäule ganz gut durchstrecken.

LÖSUNG: Legen Sie ein hohes, festes Polster oder Yogablöcke unter Ihren Kopf, und entspannen Sie Ihr Gesicht, Ihre Schulter und Ihren Nacken so weit wie möglich in dieser Stellung.

PROBLEM: Ich kann meine Handgelenke nicht so sehr belasten, ohne dass sie schmerzen. / Ich mag es nicht, verkehrt herum zu stehen.

LÖSUNG: Diese Variante öffnet die Schultern und den Brustkorb, ohne in Umkehrhaltung gehen zu müssen. Knien Sie mit gespreizten Beinen vor einer Wand. Lehnen Sie Ihre Hände etwas mehr als schulterbreit und auch Ihre Stirn an die Wand. Bleiben Sie 4 bis 8 tiefe Atemzüge so.

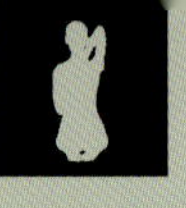

Schulterdehnung

LÖSUNG

Diese Position benötigt eine angenehme, stabile Basis, die im Idealfall eine kniende Haltung ist. Ist diese jedoch unbequem, dann versuchen Sie, auf einem Yogablock (oder einem dicken Buch) sitzend zu knien. Sollten Ihre Knie zu sehr schmerzen, können Sie die Übung auch im Stehen oder auf einem Hocker ausführen.

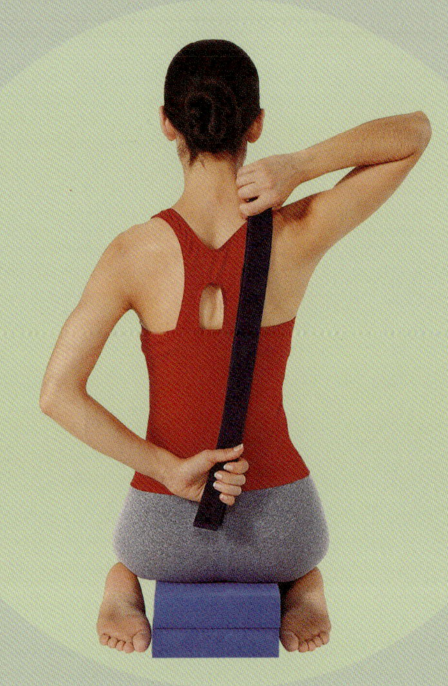

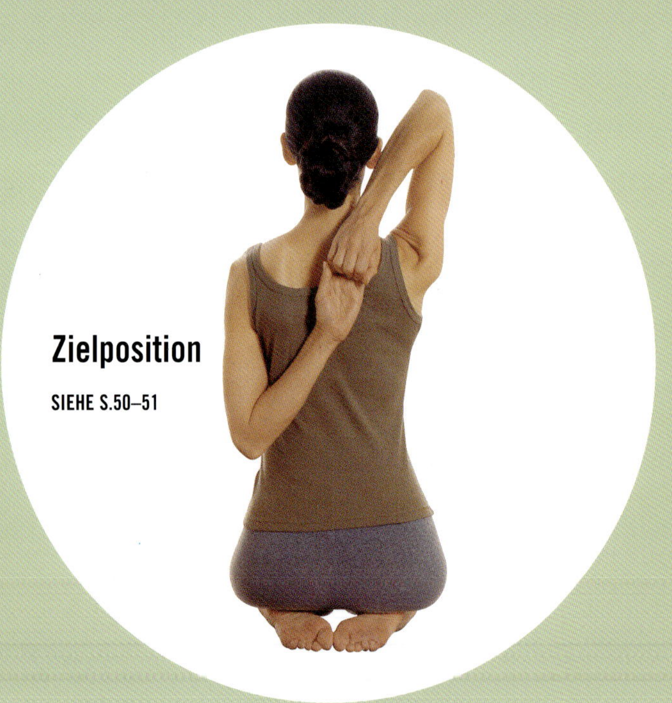

Zielposition

SIEHE S.50–51

✕ PROBLEM: **Meine Hände können einander nicht hinter meinem Rücken berühren.**

✓ LÖSUNG: **Nehmen Sie einen Gurt zu Hilfe. Halten Sie diesen in der oberen Hand, und lassen Sie Ihn hinten baumeln. Fassen Sie den Gurt mit Ihrer unteren Hand.**

Kobra

LÖSUNG

Da die Kobra kaum Probleme bereitet, schlage ich
hier eine ähnliche Position vor, die eine nette
Variante bietet oder Ihre Yogapraxis bereichert.
Diese Haltung dehnt den Körper diagonal, dient der
Kräftigung der gesamten Wirbelsäule und stärkt die
Unterleibsorgane.

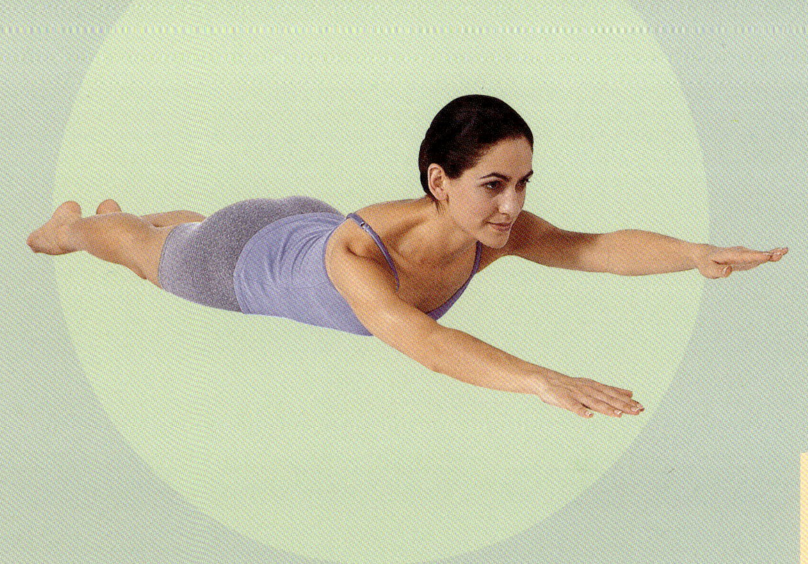

**ursprüngliche
Position**
SIEHE S.52–53

✕ PROBLEM: Ich will eine ähnliche Position wie
die Kobra, die meinen unteren Rücken trainiert.

✔ LÖSUNG: Probieren Sie die Halbe Heuschrecke,
die eine asymmetrische Bewegung des oberen
Rückens beinhaltet. Legen Sie sich auf den Bauch,
und strecken Sie die Arme vor sich. Heben Sie
beim Einatmen Kopf, Brust, den linken Arm und
das rechte Bein etwas vom Boden. Beim Ausatmen
senken Sie diese sanft. Beide Seiten 3- bis 4-mal.

Knie zur Brust
LÖSUNG

Falls Sie mit dieser Position wirklich zu kämpfen haben, üben Sie ein paar Tage eine einfache Position im Liegen (siehe S.110–111). Ansonsten versuchen Sie die untere Variante. Denken Sie daran, dass es wichtiger ist, sich auf Ihre Atmung zu konzentrieren, als Ihre Knie eng zur Brust zu ziehen (siehe Anmerkungen S.54).

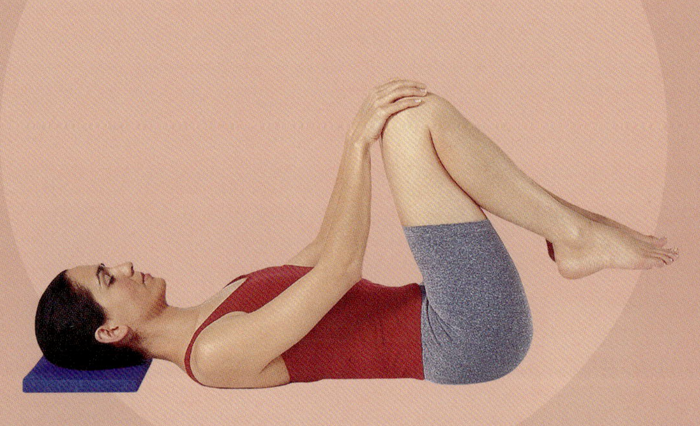

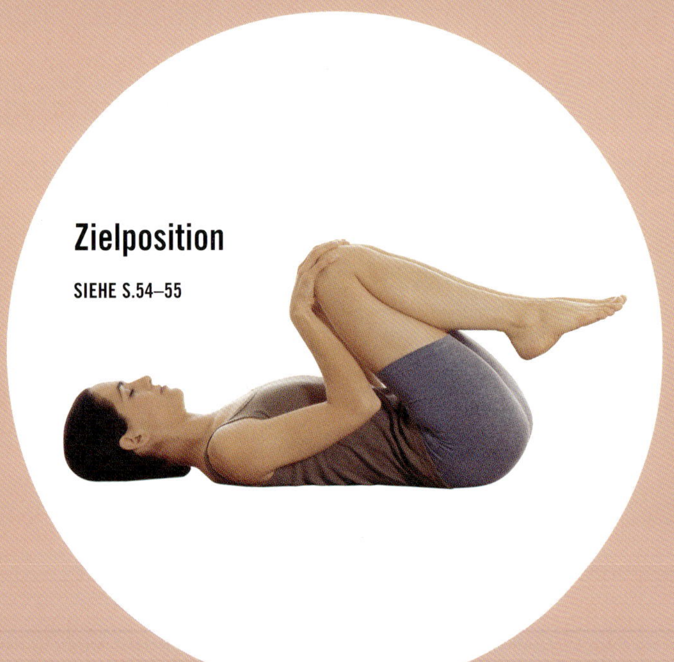

Zielposition

SIEHE S.54–55

❌ PROBLEM: **Es ist ziemlich schwer, meine Knie überhaupt zu erreichen, und mein Kinn hebt sich dabei und krümmt meinen Nacken.**

✓ LÖSUNG: **Legen Sie einen Yogablock unter Ihren Kopf, um so Ihren Nacken langgestreckt halten zu können.**

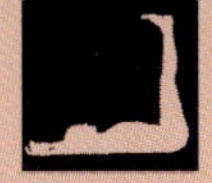

Bein heben

LÖSUNG

Die Position wirkt verdächtig einfach, aber jemand, der unbeweglich im unteren Rücken, in den Hüften und/oder Beinen ist, mag sie durchaus schwierig finden. Diese Abwandlung ist eine wunderbare Art, die Spannung zu verringern und sich auf die tatsächliche Position vorzubereiten. Sie ist aber an sich eine wirklich angenehme Übung.

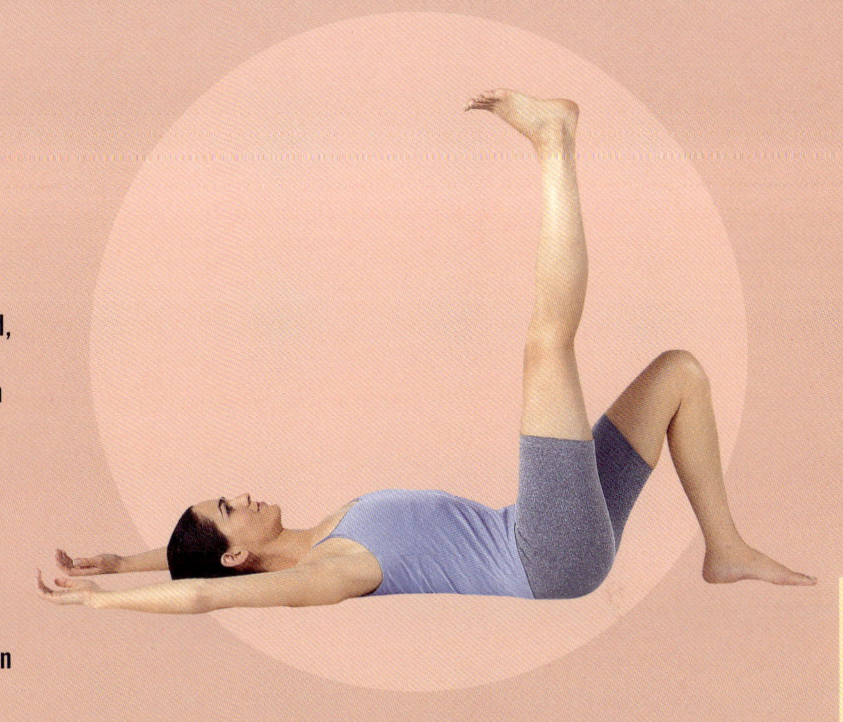

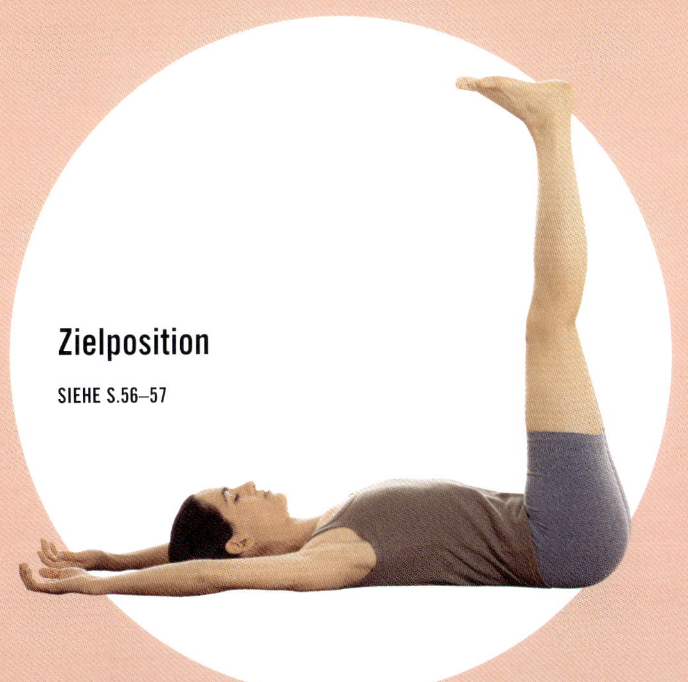

Zielposition

SIEHE S.56–57

✖ PROBLEM: **Ich kann meine Beine nicht so hoch wie angegeben heben und dabei fließend atmen.**

✔ LÖSUNG: **Heben Sie jedes Bein einzeln. Lassen Sie ein Bein gebeugt am Boden, während Sie beim Einatmen das andere Bein heben und die Arme über Ihren Kopf strecken. Beim Ausatmen senken Sie Ihr Bein und legen Ihre Arme wieder neben den Körper. Wiederholen Sie dies mit dem anderen Bein.**

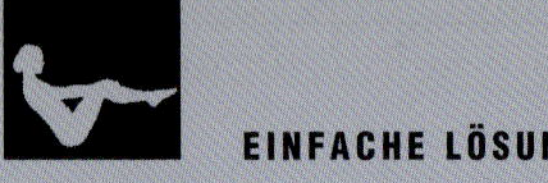

Boot
LÖSUNG

Die Boot-Haltung verlangt etwas Kraft. Geben Sie nicht auf, wenn sie anfangs unmöglich erscheint. Versuchen Sie die Position einige Atemzüge zu halten, pausieren Sie und versuchen Sie es nochmals. Sie werden mit den kurzen Wiederholungen bald Durchhaltevermögen aufbauen. Fixieren Sie einen Punkt, um Ihre Balance zu stärken.

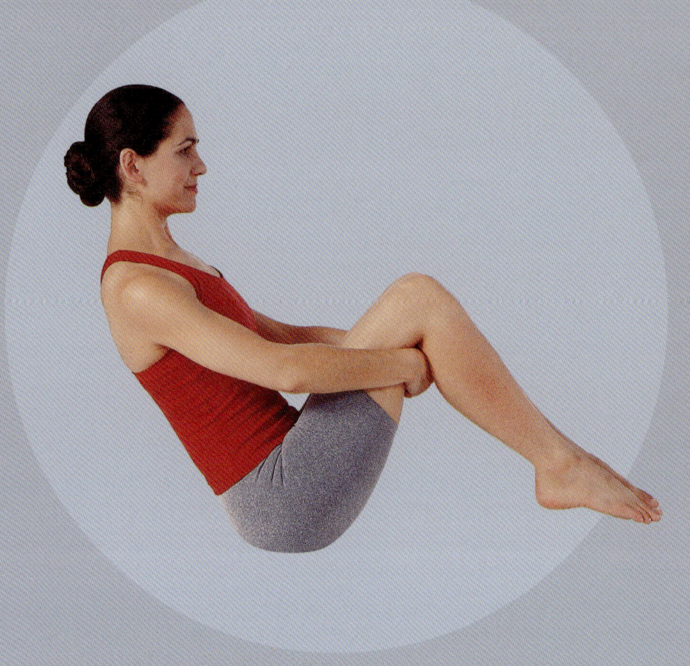

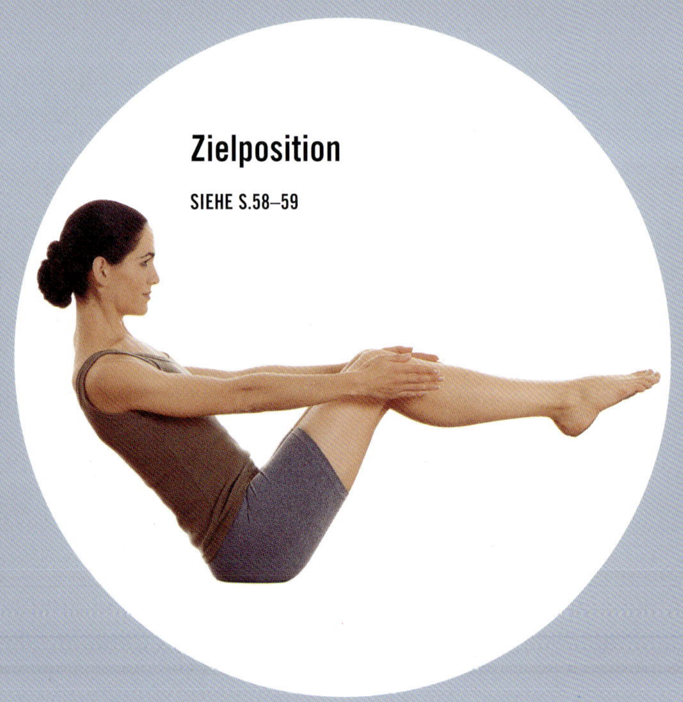

Zielposition

SIEHE S.58–59

✖ PROBLEM: Ich bin nicht stark genug, um die Position länger als einige Sekunden zu halten.

✔ LÖSUNG: Helfen Sie sich anfangs mit den Armen – konzentrieren Sie sich darauf, den Brustkorb zu heben, auf Ihren Sitzknochen zu bleiben und Ihren Rücken nicht zu krümmen.

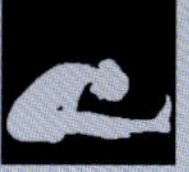

Kopf zu Knie
LÖSUNG

Unbeweglichkeit im unteren Rücken und in den Beinen kann diese Position wirklich mühevoll machen: Sie wird erheblich leichter, wenn Sie einen Block unter Ihre Hüften legen. Sie können auch eine Nackenrolle über Ihren Schenkel legen und Ihren Kopf beim Vorbeugen darauf ruhen lassen. Dies ist angenehm, falls Sie im oberen Rücken und Nacken verspannt sind.

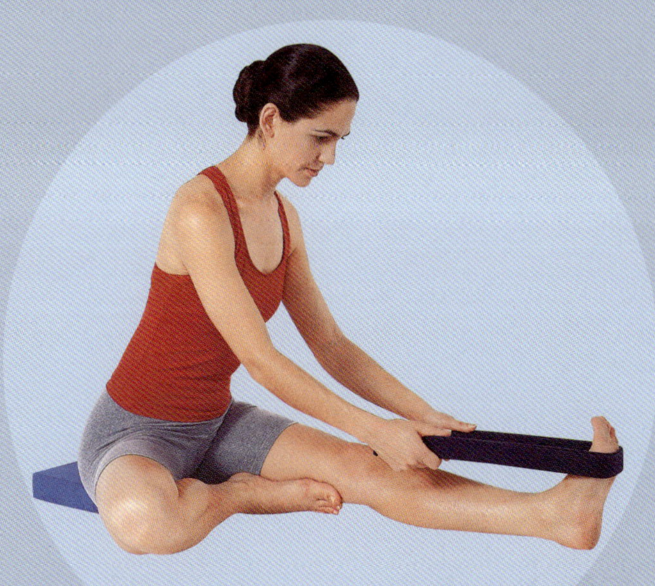

Zielposition
SIEHE S.62–63

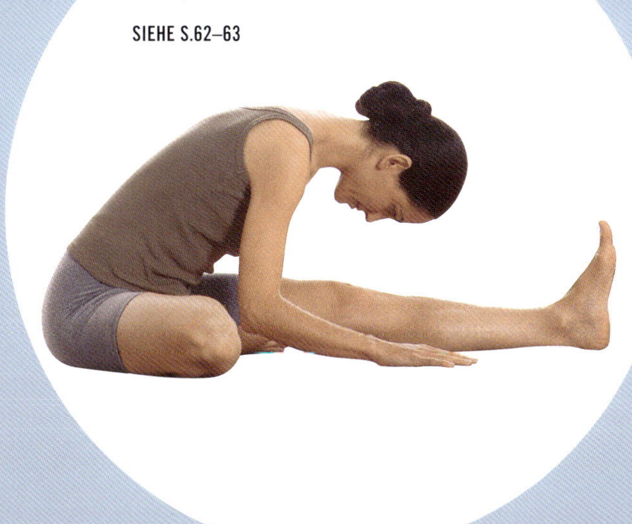

✖ PROBLEM: **Es ist hart genug, in dieser Position aufrecht zu sitzen, vergessen wir die Vorbeuge.**

✔ LÖSUNG: **Verwenden Sie einen Yogablock, um die Hüften ein wenig zu heben. Üben Sie am Anfang, einfach aufrecht und gerade zu sitzen, und fügen Sie dann, wenn Sie sich bereit fühlen, die Vorbeuge dazu. Ein um den Fuß geschlungenes Band kann Ihnen beim Vorbeugen eine Hilfe sein.**

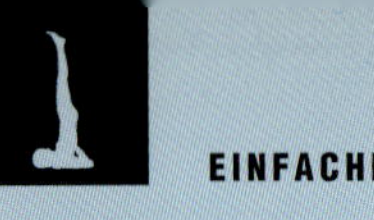

Schulterstand

LÖSUNGEN

Diese Position muss vorsichtig angegangen werden, denn sie ist sehr anspruchsvoll und hat eine starke Wirkung. Falls Sie sich bei Ihrer Technik nicht sicher sind oder ernsthafte gesundheitliche Probleme haben, konsultieren Sie einen qualifizierten Lehrer, bevor Sie die vollständige Haltung ausprobieren. Diese Abwandlungen bieten gute Alternativen oder einfach eine sanftere Praxis.

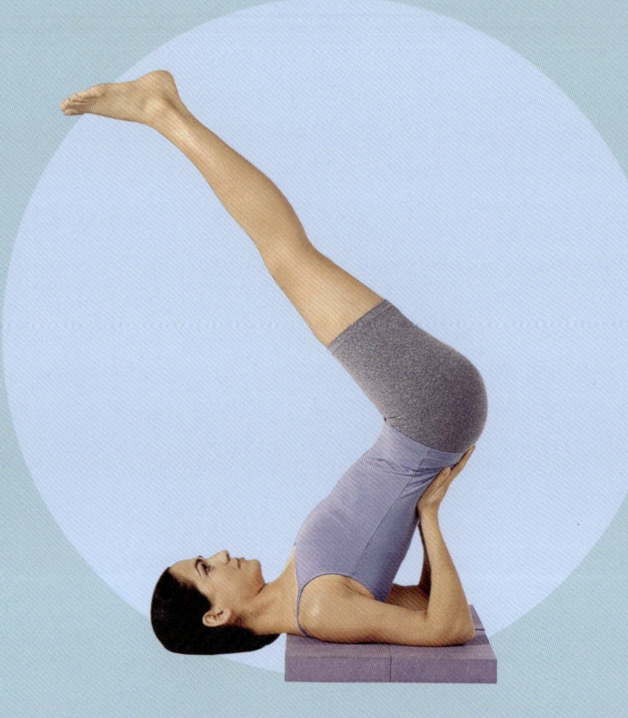

X PROBLEM: Obwohl ich relativ leicht die Position einnehmen kann, fühlen sich mein Nacken/Kopf/Brustkorb zu sehr unter Druck.

✓ LÖSUNG: Legen Sie eine dickere Unterlage unter Ihre Schultern und Ellbogen, wie etwa mehrere Schaumstoffblöcke oder gefaltete Decken. Nehmen Sie keine Kissen, diese geben zu sehr nach. Stützen Sie Ihren Körper mit Ihren Händen, und senken Sie die Beine etwas nach vorn.

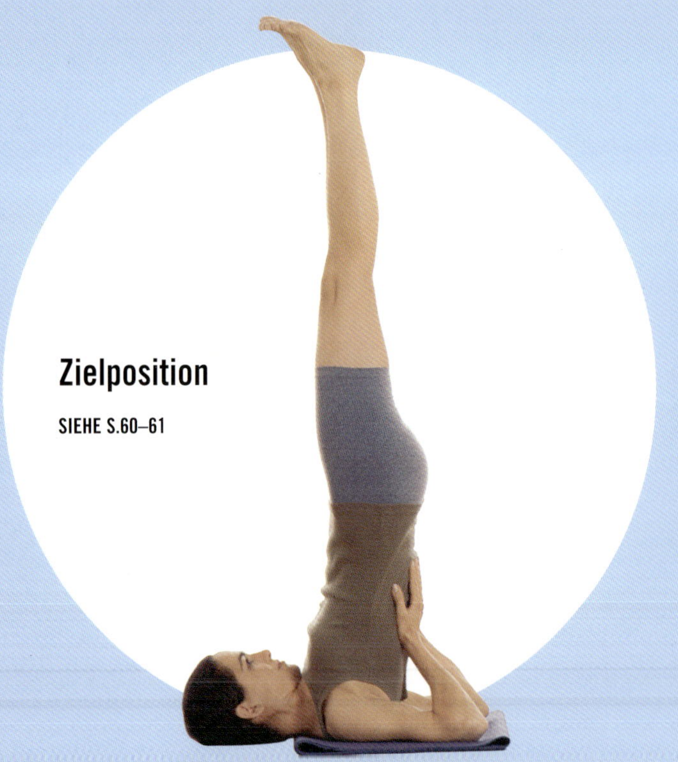

Zielposition

SIEHE S.60–61

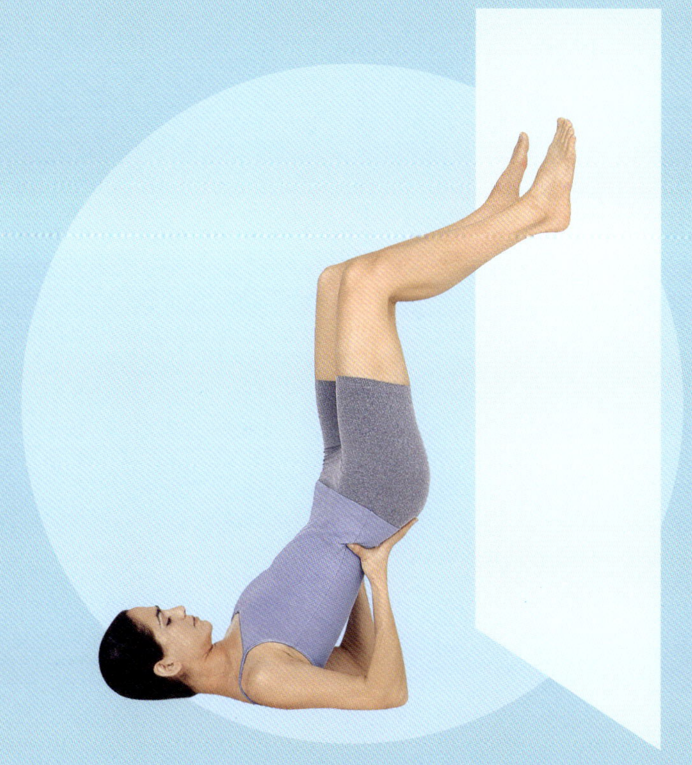

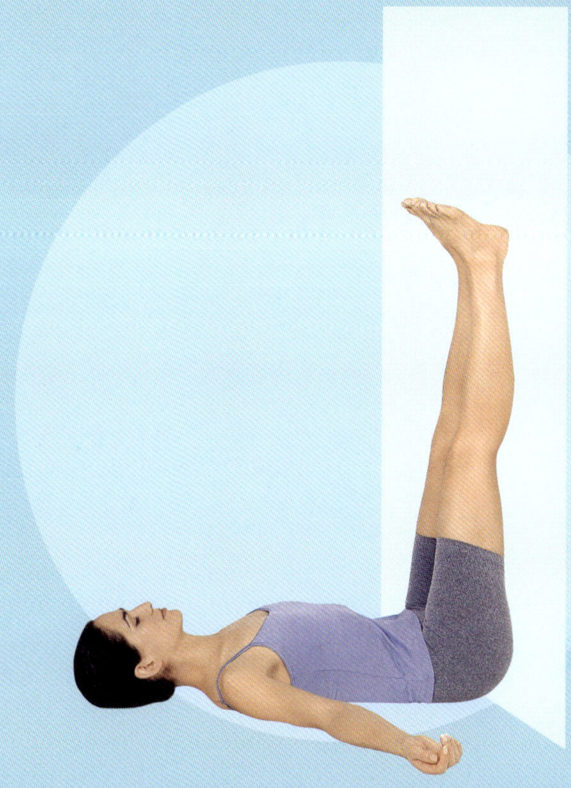

✗ PROBLEM: Ich kann die Haltung nicht einnehmen! / Mein Nacken schmerzt dabei enorm.

✓ LÖSUNG: Legen Sie eine Nackenrolle (nicht abgebildet) an eine Wand. Lehnen Sie zuerst die Beine an die Wand und Ihre Hüften auf die Rolle. Gehen Sie dann mit Ihren Füßen so weit die Wand hoch, bis Sie die Hände unter die Hüften stemmen können. Bleiben Sie einige Atemzüge in dieser Haltung, und gehen Sie sanft wieder hinunter.

✗ PROBLEM: Ich will überhaupt nicht verkehrt stehen (Variante bei Stress und Angst sowie während der Menstruation).

✓ LÖSUNG: Legen Sie sich einige Minuten hin, und lehnen Sie die Beine gestreckt an die Wand. Dies ist eine großartige Position, wenn Sie umschalten müssen, wie zum Beispiel vom Arbeitsmodus auf Familie – sie erfrischt und entspannt.

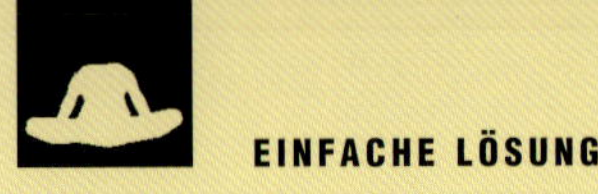

Schneidersitz

LÖSUNGEN

Hier finden Sie drei Varianten für den Schneidersitz, um die Biegsamkeit Ihrer Hüften zu verbessern. Die erste (unten) ist eine Abwandlung der Position in Kapitel 2. Die anderen zwei Versionen (gegenüber) erlauben Ihnen, die Position in passiver Weise zu üben, was Ihnen hilft, locker zu lassen und die Hüftgelenke zu öffnen.

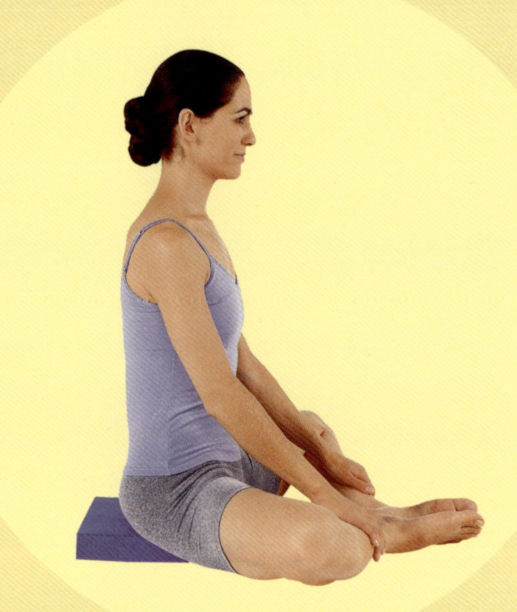

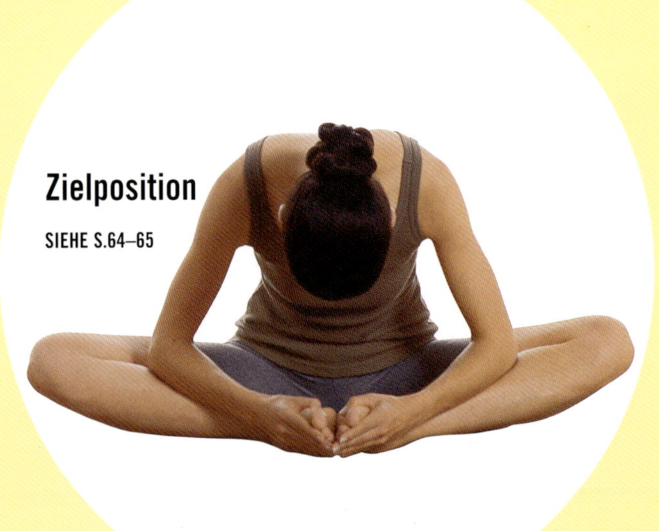

Zielposition

SIEHE S.64–65

✕ PROBLEM: **Wenn ich versuche, gerade zu sitzen, krümmt sich mein Rücken.**

✓ LÖSUNG: **Legen Sie einen Yogablock oder ein festes Kissen unter Ihre Hüften, um Ihre Wirbelsäule leichter strecken zu können.**

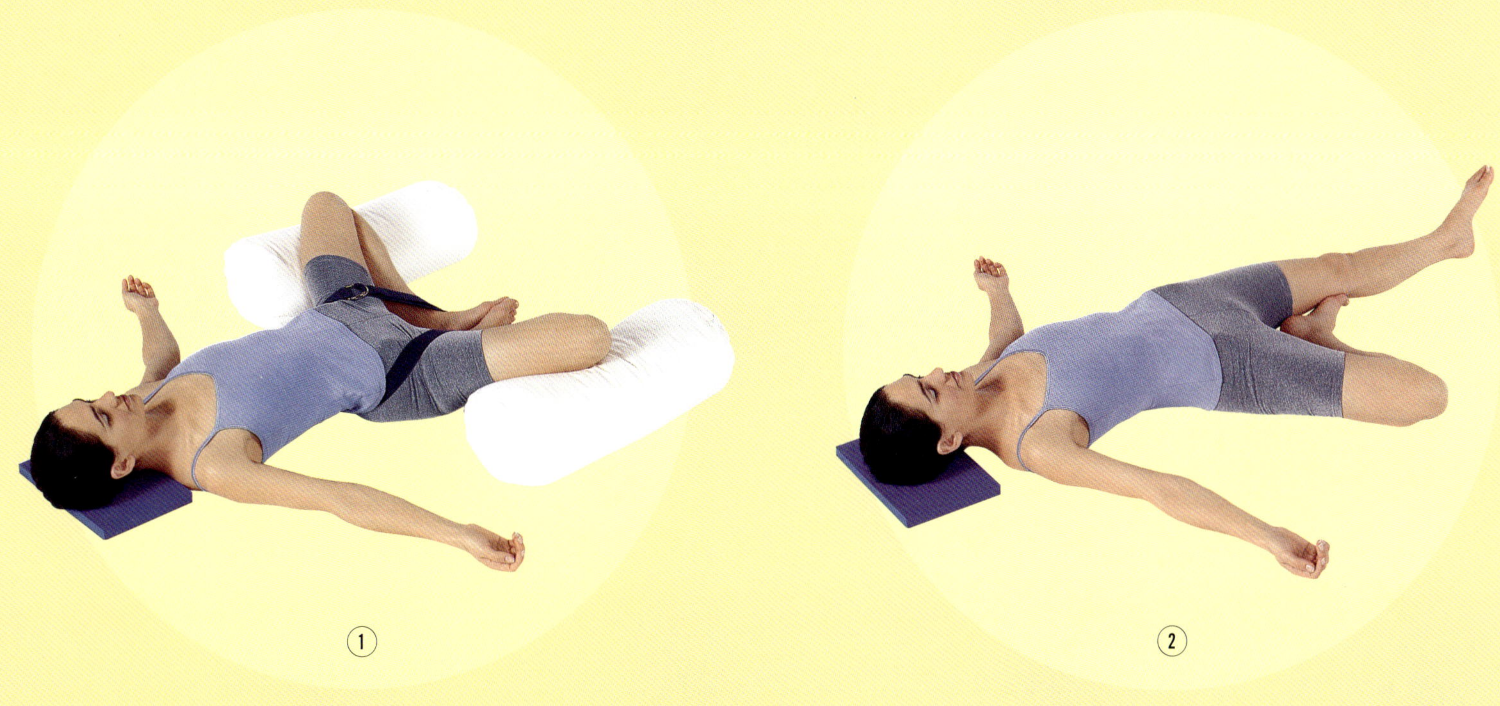

PROBLEM: **Mein Rücken und meine Beine sind in der sitzenden Haltung zu steif (1).**

LÖSUNG: Versuchen Sie eine liegende Version davon. Legen Sie einen Yogablock unter Ihren Kopf und jeweils ein dickes Kissen unter Ihre Knie. Schlingen Sie einen langen Gurt unter Ihrem unteren Rücken und den Füßen hindurch. Dieser hilft Ihnen, die Position zu halten. Bleiben Sie mit geschlossenen Augen 3 bis 8 Minuten so.

PROBLEM: **Mein unterer Rücken und meine Beine sind in der sitzenden Haltung zu steif (2).**

LÖSUNG: Legen Sie sich hin, platzieren Sie einen Fuß auf dem gegenüberliegenden Oberschenkel und lassen Sie das Knie nach außen sinken (wenn nötig, legen Sie ein Kissen darunter). Bleiben Sie auf jeder Seite etwa eine Minute so, und versuchen Sie dann die erste Version im Liegen (links).

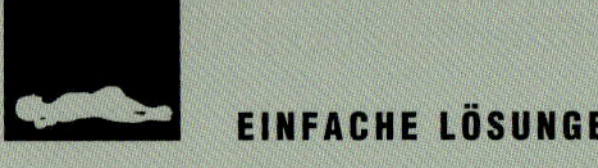

Drehung im Liegen

LÖSUNG

Eine einfache Art, eine Drehung abzuwandeln, ist die Änderung der Beinhaltung. Falls Sie diese Drehung schwierig finden, probieren Sie sie mit den Füßen am Boden und gebeugten Knien und nicht mit zur Brust gezogenen Beinen. Senken Sie die Knie aus dieser Position zu Boden. Die Drehung ist dann leichter und etwas tiefer.

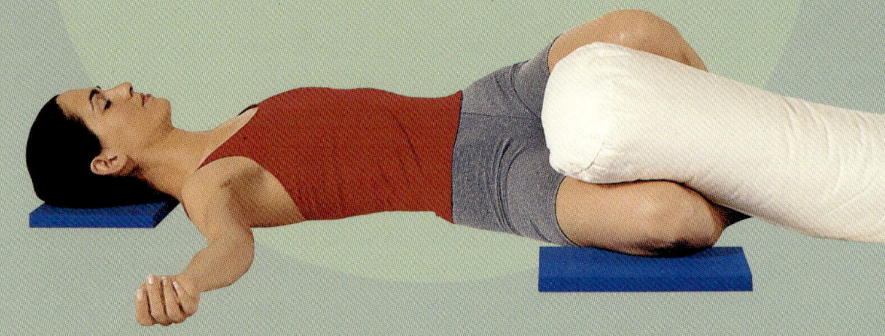

X PROBLEM: **Der Rücken schmerzt dabei. / Ich kann meine Beine am Boden nicht entspannen.**

✓ LÖSUNG: **Legen Sie ein dickes Kissen oder eine Nackenrolle zwischen Ihre Knie und einen kleinen Block unter Ihren Kopf. Sie können zusätzlich auch ein flaches Kissen oder einen Block unter Ihr unteres Knie legen.**

Zielposition

SIEHE S.66–67

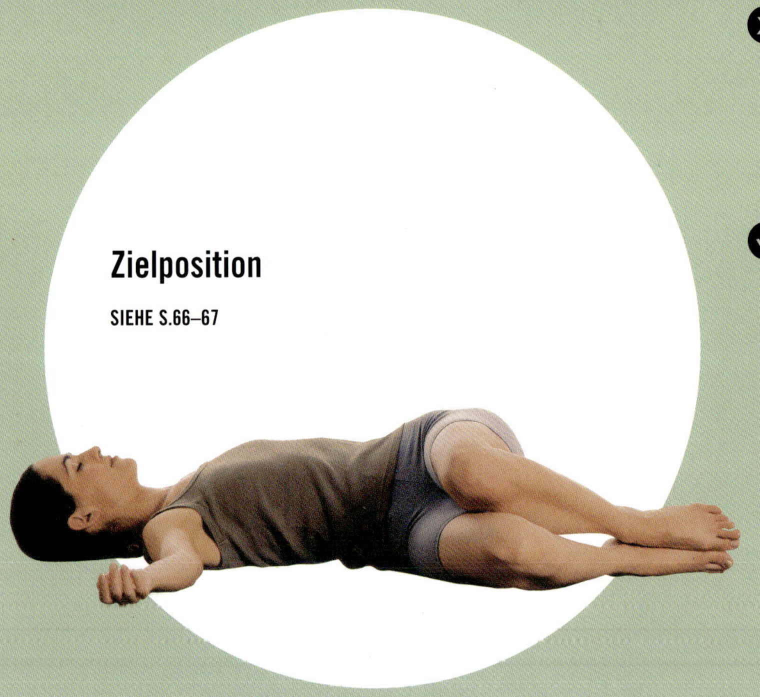

Brücke

LÖSUNG

Die Brücke kann sehr anstrengend sein, wenn Sie Ihre unteren Bauchmuskeln nicht richtig einsetzen. Das Hinaufkippen Ihres Steißbeins sollte dieses Problem lösen. Sie müssen eventuell zuerst Ihre Pobacken fest aneinander pressen, um diese Neigung zu spüren. Die Position soll angenehm und keine Qual sein.

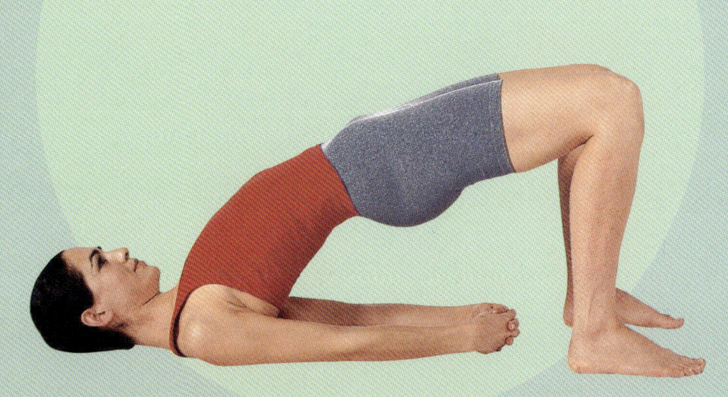

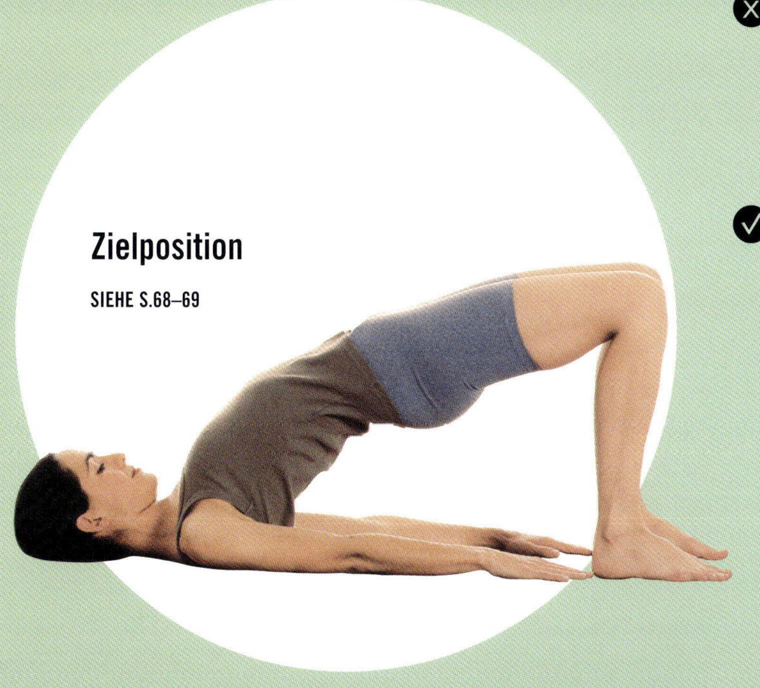

Zielposition

SIEHE S.68–69

✕ PROBLEM: Mein unterer Rücken tut dabei weh. / Ich fühle mich nicht stabil.

✔ LÖSUNG: Üben Sie dynamisch. Verschränken Sie die Hände hinter dem Rücken. Atmen Sie ein, neigen Sie Ihr Steißbein nach oben und heben Sie Ihre Hüften so hoch, wie es Ihnen ohne große Mühe möglich ist. Rollen Sie Ihre Wirbelsäule wieder ab und auf den Boden, und lösen Sie dabei die Hände. Wiederholen Sie dies 4- bis 6-mal.

Anatomie der Wirbelsäule

Es ist wichtig, sich in Erinnerung zu rufen, dass das Skelett, insbesonders die Wirbelsäule, ein lebendiger Organismus ist. Sie ist kein trockener und zerbrechlicher Gegenstand, sondern eine dynamische Struktur voller Blutgefäße und Körperflüssigkeiten, die sich ständig selbst erneuert und regeneriert.

Die Wirbelsäule besteht aus 7 Halswirbeln, 12 Brustwirbeln, 5 Lendenwirbeln, dem Kreuzbein und dem Steißbein.

Jeder knöcherne Wirbel ist von seinem Nachbarn durch eine Zwischenwirbelscheibe (Bandscheibe), eine ringförmige Gewebeschicht mit galertartigem Kern, getrennt. Diese sichert den Bewegungsfluss zwischen benachbarten Wirbeln und dient als Puffer gegen Erschütterung.

Das Rückenmark verläuft in einem zentralen Kanal die ganze Wirbelsäule entlang und wird durch die Knochen gegen Verletzung geschützt. Die Nerven, die den Körper kontrollieren, gehen vom Rückenmark aus. Die langen Nervenbahnen, die sich von der Kreuzbeinregion in die Beine ziehen, bezeichnet man als Ischias. Viele kennen den starken Schmerz, der auftritt, wenn das umgebende Gewebe auf diese Nerven drückt.

Die Wirbelsäule weist einige natürliche Kurven auf. Diese sind nötig, um die Erschütterungen abzufedern, die durch Bewegungen wie Gehen, Laufen und Springen entstehen. Diese Kurven erlauben auch das beträchtliche Gewicht des Kopfes am oberen Ende der Wirbelsäule zu balancieren. Häufig sind diese Biegungen der

Wirbelsäule durch schlechte Haltung oder mangels Muskelkraft zu ausgeprägt oder nicht vorhanden. In beiden Fällen kann dies zu Schmerzen und/oder Unbeweglichkeit führen. Die Wirbelsäule jedes Menschen ist einzigartig, und das exakte Ausmaß einer gesunden Biegung ist daher von Mensch zu Mensch verschieden.

Yogahaltungen verlangen von der Wirbelsäule verschiedenste Bewegungen, wie z. B. Beugen und Drehen, die sie kräftigen und gut durchbluten.

Die unterschiedliche Form und Größe der Wirbel verleihen der Wirbelsäule im unteren Rücken Biegsamkeit nach hinten, im Brustbereich eine gute Drehbarkeit und viele Bewegungsformen im Nacken. Regelmäßiges Yoga fördert ihre Flexibilität.

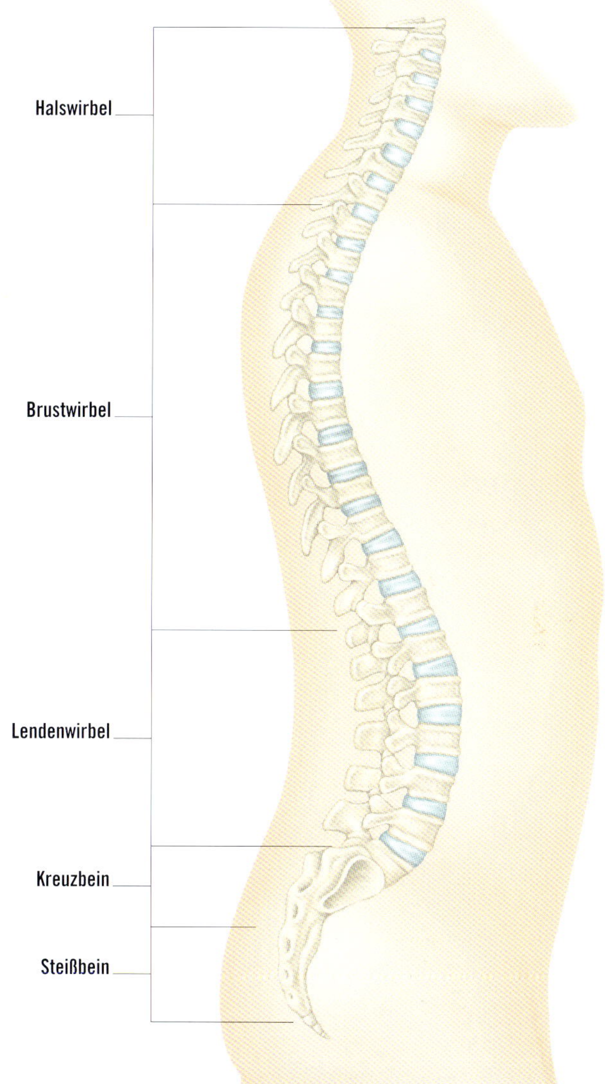

Anatomie der Kniesehnen und des unteren Rückens

Die Abbildung gegenüber zeigt die Anordnung der Kniesehnen, der Muskeln auf der Rückseite der Beine sowie deren Auswirkung auf die Haltung im Beckenbereich und unteren Rücken. Die meisten, die mit Yoga beginnen, bemerken, dass diese Region sehr unbeweglich ist. Es ist (leider) ziemlich normal, dass Erwachsene nicht mit aufrechter Wirbelsäule und gestreckten Beinen am Boden sitzen können.

Es gibt einige Faktoren in der Anordnung dieser Muskeln, die diese anfällig dafür macht, zuerst unbeweglich zu werden und dann so zu bleiben, wenn Sie nichts dagegen tun. Die Muskulatur der Kniesehnen verbindet zwei Gelenke – das Hüftgelenk und das Knie. Daher werden Sie auch bei der Dehnung der Kniesehnen bemerken, dass das leichte Beugen der Knie das Dehnen erleichtert. Aus demselben Grund muss sich auch, falls die Sehnen verkürzt sind, Ihr Rücken krümmen, wenn Sie mit gestreckten Beinen am Boden sitzen.

Sobald Sie diese Verbindungen verstehen, wird Ihnen schnell klar, warum das regelmäßige Dehnen und Strecken dieser Muskelsehnen so wichtig ist. Langfristig können Sie dank der erhöhten Biegsamkeit, die Sie dadurch gewinnen, eine ganze Reihe von Bewegungen leichter und angenehmer ausführen.

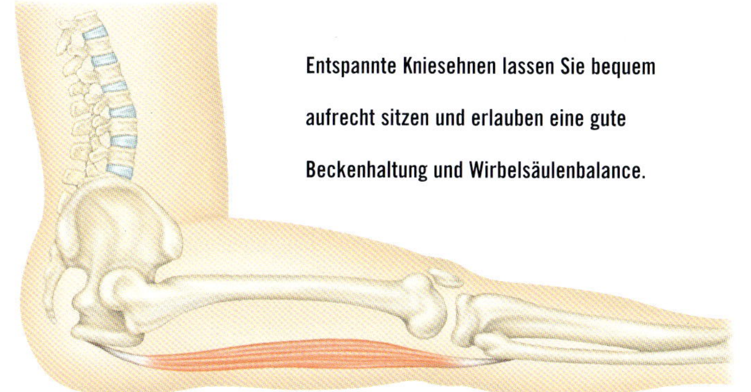

Entspannte Kniesehnen lassen Sie bequem aufrecht sitzen und erlauben eine gute Beckenhaltung und Wirbelsäulenbalance.

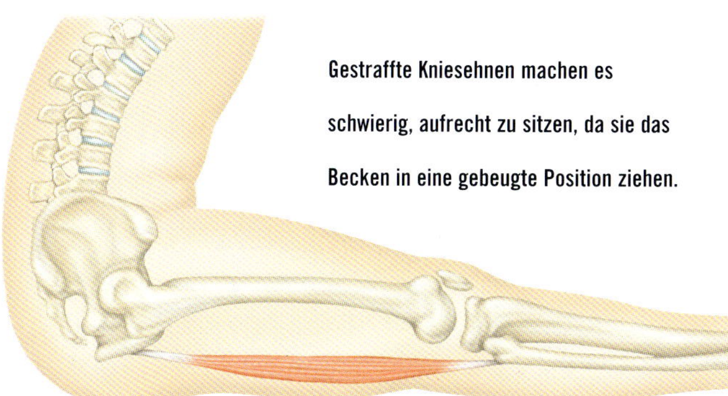

Gestraffte Kniesehnen machen es schwierig, aufrecht zu sitzen, da sie das Becken in eine gebeugte Position ziehen.

Diese Abbildung zeigt die Gruppe der hinteren Oberschenkelmuskeln, die allgemein als Kniesehnen bekannt sind (Hinteransicht). Indem Sie regelmäßig Übungen zur Beindehnung machen, können Sie dazu beitragen, die Kniesehnen locker zu lassen, und somit Ihre Geschmeidigkeit und Beweglichkeit fördern.

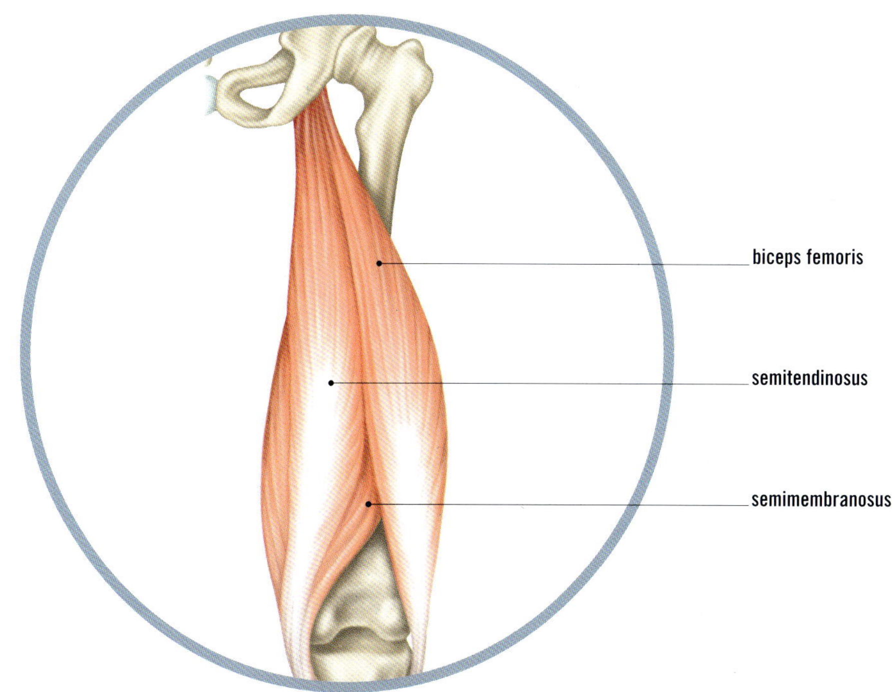

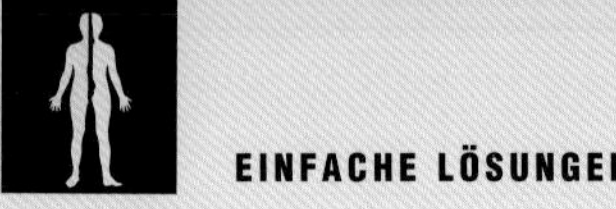

Anatomie der Skelettmuskulatur

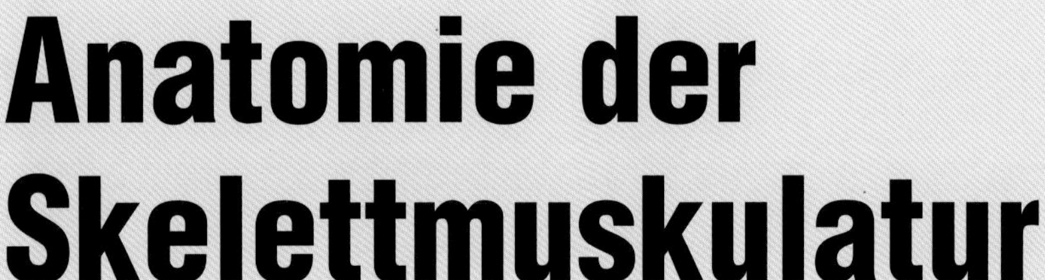

Hier finden Sie einen Körperatlas, der die wichtigsten Skelettmuskeln zeigt. Sie brauchen die Namen der Muskeln, die Sie benutzen, nicht zu kennen, um diese zu spüren. Aber vielen Yogaschülern hilft eine visuelle Abbildung der Muskeln und deren Lage, sich vorstellen zu können, was innen passiert, wenn sie sich in einer Position bewegen und dehnen.

Durch Drehungen und Vorbeugen werden die inneren Organe zuerst zusammengedrückt und dann wieder gelöst, wodurch diese mit frischem Blut und Nährstoffen versorgt werden. Rück- und Seitbeugen ziehen diese auseinander und wieder zusammen. Auch das Bindegewebe, das die Organe zusammenhält, sollte gesund und kräftig gehalten werden, und Yoga hilft Ihnen dabei. Die Wirkung einer Haltung auf die inneren Organe ist im Yoga überaus wichtig. Positionen im Liegen, wie zum Beispiel die Kobra, üben einen ziemlichen Druck auf diese aus. Diese Stellungen massieren die Organe auf eine positive Weise, da sie die Blut- und Nährstoffzufuhr erhöhen und damit helfen, Schadstoffe auszuscheiden. Dadurch fördern sie langfristig eine gesunde Organfunktion.

Programme, die nur einen Muskel oder eine Muskelgruppe trainineren, führen oft zu Unauswogenheit. Für optimale Gesundheit sollte der ganz Körper gleichmäßig trainiert werden.

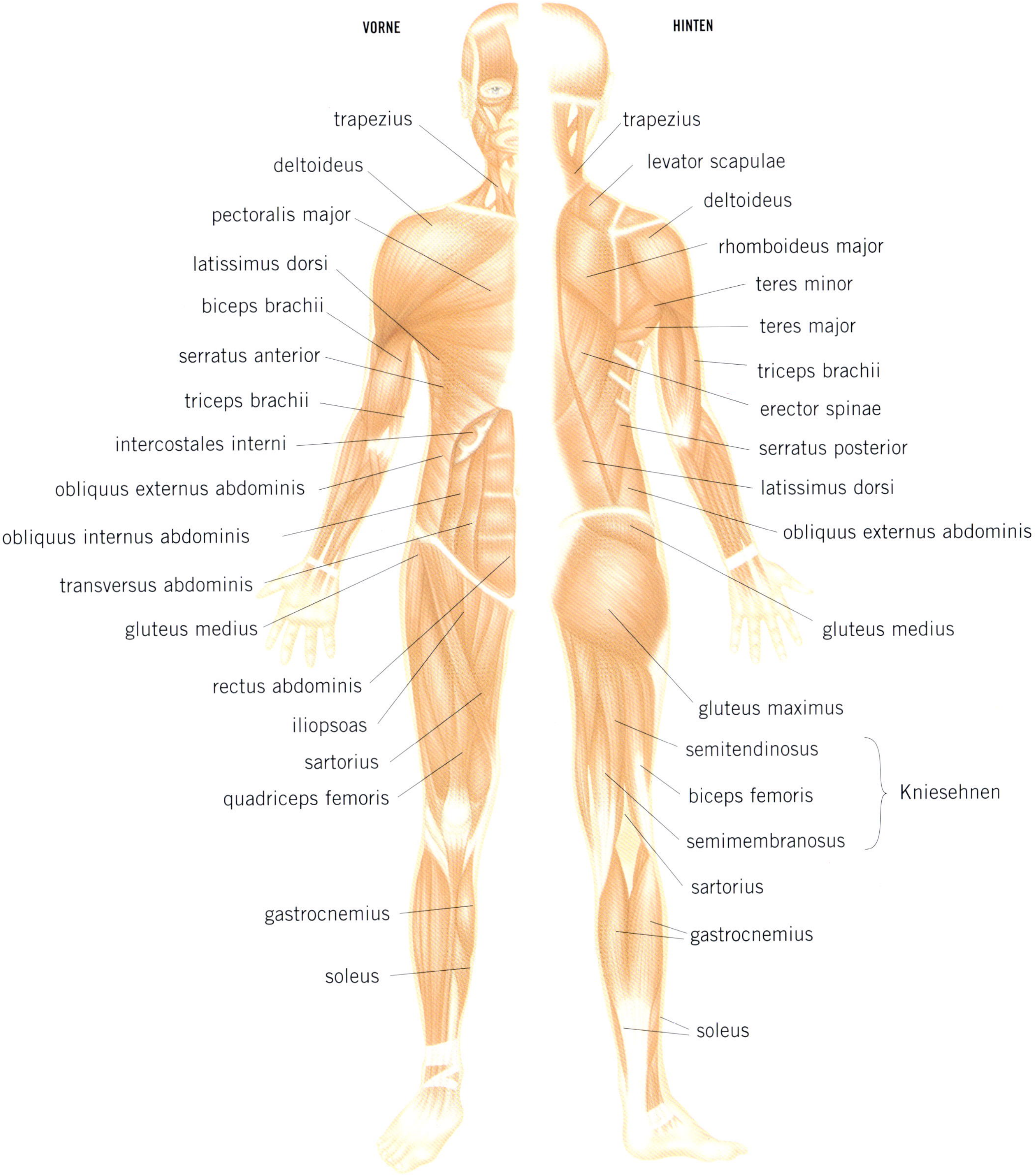

VORNE

HINTEN

trapezius

trapezius

deltoideus

levator scapulae

pectoralis major

deltoideus

latissimus dorsi

rhomboideus major

biceps brachii

teres minor

serratus anterior

teres major

triceps brachii

triceps brachii

intercostales interni

erector spinae

obliquus externus abdominis

serratus posterior

obliquus internus abdominis

latissimus dorsi

transversus abdominis

obliquus externus abdominis

gluteus medius

gluteus medius

rectus abdominis

gluteus maximus

iliopsoas

semitendinosus

sartorius

biceps femoris

quadriceps femoris

semimembranosus

Kniesehnen

sartorius

gastrocnemius

gastrocnemius

soleus

soleus

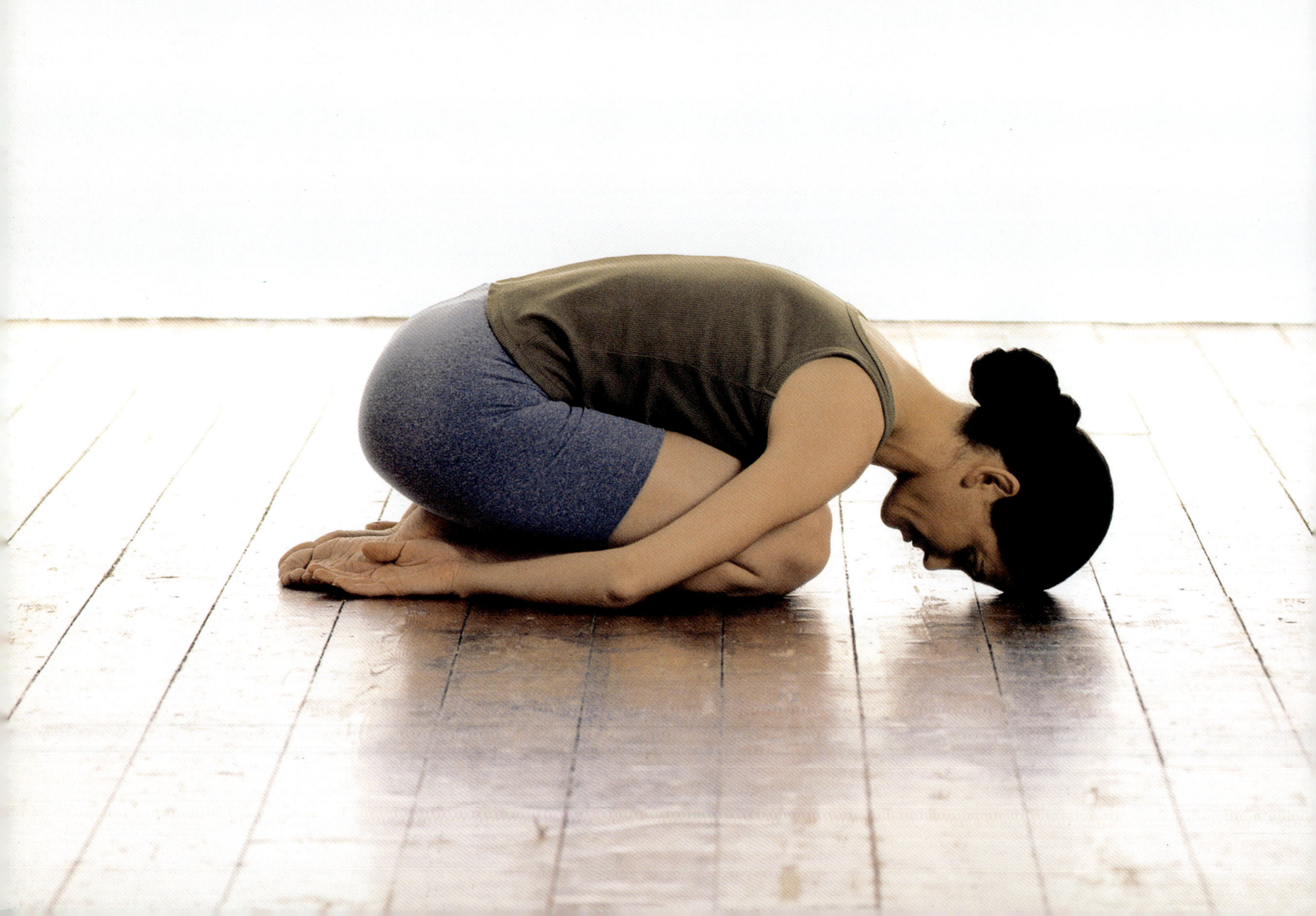

KAPITEL 4:
Einfache Entspannung

Yoga ist für seine Stress abbauenden Qualitäten berühmt. In diesem Kapitel betrachten wir drei Aspekte von Yoga, die besonders wichtig sind, um Körper und Geist in einen Zustand der Ruhe zu bringen – Entspannung, Atmung und Meditation. Alle Übungen in diesem Kaptitel funktionieren am besten, wenn Sie davor eine Reihe von sanften Yogapositionen machen, um den physischen Körper in einen ruhigen/wachen Zustand zu bringen. Wenn die Zeit aber knapp ist, finden Sie ebenso einige Übungen, die Ihnen helfen, in nur wenigen Minuten ein Gefühl der Ausgeglichenheit zu erlangen – sozusagen Erste Hilfe bei Stress!

Entspannung ist etwas, das wir uns bewusst aneignen und einsetzen können. Die Atemtechniken von Yoga erlauben uns, unseren emotionalen Zustand zuerst zu beobachten und dann in einem beträchtlichen Maß zu beeinflussen. Sowohl Meditation als auch Konzentration sind wertvolle Hilfsmittel, um unser Leben positiv zu verändern. Außerdem ist es so einfach, damit zu beginnen. Sie brauchen weder eine spezielle Umgebung noch Ausstattung, um zu lernen, Ihren Geist und Körper zu beruhigen – sondern einfach nur den Willen, es zu tun!

Was beim Entspannen passiert

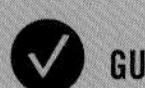 **GUT**
für jeden

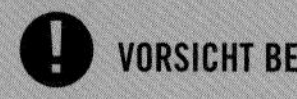 **VORSICHT BEI**
Depressionen

Entspannung ist wichtig für die Gesundheit und unser Wohlbefinden. Obwohl wir etwas „Stress" brauchen, um aktiv zu werden, fühlen sich heute viele von uns zu sehr unter Druck, zumindest zeitweise. Entspannung ist ein „natürlicher" Zustand, den wir jedoch neu erlernen müssen, wenn wir an ständige Anspannung gewöhnt sind. Um mit maximaler Kraft zu funktionieren, müssen sowohl der Geist als auch der Körper von Zeit zu Zeit vollkommen entspannt werden.

Während der Tiefenentspannung passieren im Körper einige physische Veränderungen. Die Muskeln entspannen sich, das Verdauungssystem und die Speicheldrüsen arbeiten ungestört, Herzrhythmus und Atmung verlangsamen sich. Währenddessen sinkt die Körpertemperatur beträchtlich ab, daher sollten Sie in einem warmen Raum üben oder sich zudecken.

Im Zustand der Tiefenentspannung ist der Geist ruhig, aber bewusst. Viele Anfänger merken bei den ersten Entspannungsübungen, wie ihr Geist herumschwirrt, oder sie schlafen ein! Mit etwas Übung erreichen Sie einen Punkt der Stille zwischen Wach- und Schlafzustand, an dem Sie weder Tagträume noch komplexe Gedanken haben. Um mentale Stille zu erreichen, braucht der Geist eine Konzentrationshilfe, wie rhythmische Atmung oder Zählen. Musik mag anfangs entspannend sein, stellt aber eine Reizquelle dar. Letztlich sollten die Übungen in Stille ausgeführt werden.

Üben Sie, wenn möglich, zuerst die Positionen, gefolgt von den Atemübungen und dann die

Entspannung und/oder Meditation. Diese Abfolge bringt die besten Ergebnisse, da jeder Schritt Sie auf den anderen vorbereitet. Die Atmung wird nach der Übung der Yogapositionen langsamer und der mentale Fokus durch die Atemübungen verstärkt.

Der Einsatz von Körperhaltungen lenkt Ihre Aufmerksamkeit bewusst von der Außenwelt weg auf Ihren Körper und die willentliche Kontrolle Ihrer Muskeln. Damit setzen Sie einen ständigen Prozess der Verinnerlichung in Gang. Dann konzentrieren Sie sich gezielt auf Ihre Atmung, wodurch Sie sich kleinster Veränderungen auf physiologischem und emotionalem Niveau bewusst werden. Schließlich schließen Sie diesen Prozess durch Entspannung und Meditation ab und werden körperlich und geistig vollkommen ruhig.

Entspannung, Meditation und Atemübungen verlangen keinen Körpereinsatz und sind daher ideal, wenn man verletzt oder kränklich ist oder es an Zeit oder Energie mangelt, die Körperhaltungen zu üben. Jeder kann von diesen Praktiken profitieren, und obwohl man einige Zeit zur Perfektionierung benötigt, sind die Prinzipien und Techniken, auf denen sie beruhen, einfach nachzuvollziehen.

In seltenen Fällen erzählen Menschen, dass sie beim Versuch der Entspannung, Atemübungen oder Meditation Angst oder Panik fühlen. Sollte Ihnen das passieren, hören Sie sofort auf, und üben Sie einige Wochen nur Positionen, bevor Sie es erneut probieren. Manchmal muss man mit diesen erst eine sichere und klare Basis schaffen, um stärker nach innen gerichtete Übungen machen zu können.

Ruhe und stille Kontemplation

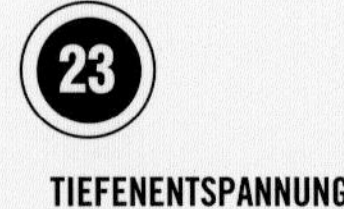

23

TIEFENENTSPANNUNG

Bewusste Tiefenentspannung nennt man Yoga Nidra, ein Zustand, in dem das Nervensystem sich erholen kann. Die Technik ist einfach: Legen Sie sich in einem ruhigen, warmen und gelüfteten Raum auf den Boden – nicht auf das Bett (wo Sie einschlafen könnten) –, und hüllen Sie sich in eine Decke (die Körpertemperatur sinkt in der Tiefenentspannung). Schließen Sie die Augen. Sollte Ihr Kinn nach oben ragen, legen Sie ein flaches Kissen oder Buch unter den Kopf, damit er gerade liegt. Spreizen Sie etwas die Beine, sodass die Schenkel einander nicht berühren. Sollte Ihr Rücken wehtun, legen Sie eine zusammengerollte Decke unter die Knie oder stellen Sie die Füße flach auf den Boden. Die Arme liegen etwa 30 cm neben dem Körper, damit sie ihn nicht berühren. Die Handflächen zeigen nach oben.

ANSPANNEN UND ENTSPANNEN

Heben Sie Ihr linkes Bein, indem Sie die Muskeln anspannen, etwas vom Boden, und entspannen Sie es beim Ausatmen wieder. Wiederholen Sie das An- und Entspannen der Muskeln: Gesäß, Bauch, Brust, Schultern, Arme, Nacken, Gesicht und Kopfhaut. Spannen Sie jedes Mal für einige Sekunden die Muskeln fest an, und entspannen Sie sie dann völlig. Es ist wichtig, dass Sie sich in den folgenden Minuten gar nicht bewegen, machen Sie es sich daher möglichst bequem. Lassen Sie Ihren Körper ruhen.

Beachten Sie, wie Sie sich fühlen. „Versuchen" Sie nicht, sich zu entspannen. Lassen Sie Ihren Geist zur Ruhe kommen und Ihr Bewusstsein um Ihren Körper kreisen. Ihr Bewusstsein wandert zum linken Fuß, Knöchel, Schienbein, Knie, Oberschenkel, zur

Position bei der Tiefenentspannung

linken Hüfte und linken Seite Ihrer Taille, zur linken Brust, Schulter, zum linken Oberarm, Ellbogen, Unterarm, Handgelenk und zur linken Hand. Nun wiederholen Sie das Ganze rechts.

Spüren Sie, wie Ihre ganze Rückseite am Boden aufliegt: ausgestreckt, schwer, warm. Fühlen Sie Ihre Vorderseite: ausgestreckt, schwer und warm. Führen Sie Ihr Bewusstsein zu Nacken und Kopf, Stirn, Lidern, Nase, Mund, Wangen, Zunge, Kiefer, Ohren, Hals. Lassen Sie das Gehirn im Schädel und die Wirbelsäule am Boden ruhen.

Spüren Sie, wie Ihr Atem in und aus Ihrem Körper strömt. Lassen Sie beim Einatmen Ihren Atem vom Kopf zu den Zehen strömen und beim Ausatmen von den Zehen wieder zum Kopf fließen. Jeder Atemzug ist gleichmäßig und ruhig. Bleiben Sie eine Weile einfach hier: mühelos und friedlich. Achten Sie nun auf Ihre Umgebung. Hören Sie auf die Geräusche im Raum und außerhalb. Werden Sie sich des Lichts hinter Ihren Lidern bewusst, der Empfindungen des Körpers, der am Boden ruht, der Temperatur der Luft auf Ihrer Haut. Wenn Sie bereit sind, strecken Sie sich, gähnen und drehen sich kurz zur Seite. Sammeln Sie sich, und setzen Sie sich sachte auf. Bleiben Sie eine Weile ruhig sitzen, und beobachten Sie, wie Sie sich fühlen. Nehmen Sie diese innere Stabilität in Ihr Leben mit.

Verbindung von Atem und Geist

Unsere Atmung spiegelt unsere emotionale und mentale Verfassung wider. Angst, Wut, Aufregung und Stress wirken sich auf unser normalerweise entspanntes Atemmuster aus. Durch Atemübungen können wir beeinflussen, wie wir uns mental und emotional fühlen. Die Veränderungen mögen sehr kurzfristig (in einer Krise beruhigend) und auf einer subtilen Ebene langfristig sein (und Ihren allgemeinen Geisteszustand sowie Ihr emotionales Gleichgewicht verbessern).

Das Atmungssystem ist im Vergleich zu anderen Körpersystemen insofern ungewöhnlich, da es sowohl einer unwillentlichen (wir atmen ständig weiter, ohne bewusst daran denken zu müssen – während wir schlafen, ohnmächtig oder unter Narkose sind) als auch einer willentlichen Steuerung (wir können die Luft anhalten, langsamer und schneller und auf andere Arten atmen) unterliegt. Eine derartige Kontrolle ist beim endokrinen System und Verdauungssystem nicht möglich. Als Nebeneffekt können wir durch kontrollierte Atmung den Herzrhythmus und den Blutdruck senken. Die Übungen von Entspannung und Atmung gehen somit Hand in Hand.

Wenn Sie Ihren Geist und Ihre Gefühle rasch und wirksam beruhigen wollen, dann müssen Sie Ihren Atem kontrollieren können. Das ist allerdings nicht so leicht, falls Ihr Geist dem Körper sagt, es gäbe einen Grund zur Panik. Denn dann wird Ihre Atmung auch in den Panik-Modus fallen, d. h. flach, schnell und nur im Brustbereich sein. Daraus kann sich ein Teufelskreis ergeben, in dem Sie sich weder beruhigen noch Ihre Atmung lenken können.

Yoga-Atemtechniken ermöglichen es, Atemlenkung zu erlernen und zu praktizieren, um den Geist und die Emotionen beherrschen zu lernen, damit Sie diesen nicht einfach ausgeliefert sind.

Der Name im Sanskrit für Atemübungen heißt *Pranayama*. Er besteht aus zwei Teilen: *Prana*, die „Lebensenergie", die durch den Atem fließt, und *Ayama*, was wörtlich so viel wie strecken oder kontrollieren heißt.

Die Grundtechniken von *Pranayama* erlauben uns die vier Hauptteile des Atems zu lenken: Einatmen, Anhalten der Luft nach dem Einatmen, Ausatmen und Anhalten nach dem Ausatmen. Das grundlegende Ziel ist es, die Atmung zu vertiefen, sie vollständiger, länger und auch feiner oder subtiler zu machen.

Schon wenige Minuten Yoga-Atmung pro Tag können zu erstaunlichen Resultaten führen. Auch wenn Sie enthusiastisch *Pranayama* praktizieren wollen, sollten Sie sich auf maximal zwei Übungen von 3 bis 10 Minuten pro Tag beschränken. Mehr könnte Sie überlasten. Es ist überaus wichtig, die Leichtigkeit beim Atmen beizubehalten. Wenn Sie bei einer Atemübung übertreiben, riskieren Sie, Ihre Gefühle und geistige Balance zu überlasten.

Auf den folgenden Seiten finden Sie einige einfache Übungen. Sogar sehr fortgeschrittene Yogapraktizierende machen regelmäßig diese Übungen, um ihre Atemlenkung beizubehalten. Üben Sie, wenn möglich, täglich einige Minuten, am besten nach der Ausführung einiger Yogahaltungen, die Ihnen helfen, Körper und Geist einzustimmen.

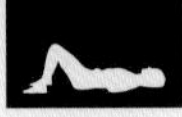

Einfache Atemübungen

Diese Atemübungen werden am besten im Liegen geübt. Legen Sie sich bequem auf den Rücken. Wenn Sie das Gefühl haben, dass Ihr Kinn nach oben weist, legen Sie ein flaches Kissen oder einen Block unter Ihren Kopf. Winkeln Sie nun Ihre Beine leicht an, stellen Sie die Füße hüftbreit flach auf den Boden, und lehnen Sie die Knie gegeneinander.

BEWUSST ATMEN

Atmen Sie bei den folgenden Übungen immer durch die Nase. Legen Sie die Hände auf Ihren Unterleib, und ruhen Sie einfach einige Zeit, während Sie die Bewegung des Atems, das Heben und Senken des Körpers und die kurzen natürlichen Pausen zwischen Ein- und Ausatmen spüren. Ohne Ihren normalen Atemrhythmus absichtlich zu ändern, werden Sie sich der Dauer, Tiefe und Qualität jedes Atemzuges bewusst. Ist der Atem rau oder fließend, gleichmäßig oder unregelmäßig, subtil oder kräftig?

Bemerken Sie die Temperatur der Luft, die in und aus Ihren Nasenlöchern strömt. Bleiben Sie längere Zeit dabei, und achten Sie auf Ihre Empfindung, wenn Sie geistig Ihrem Atem folgen.

DEN ATEM VERLÄNGERN

Beginnen Sie nun Ihren Atem auszudehnen. Zählen Sie, wie lange Sie zum Einatmen und wie lange Sie zum Ausatmen brauchen. Fangen Sie an, das Ausatmen ständig zu verlängern, indem Sie alle vier oder fünf Atemzüge etwas länger zählen, bis Sie zum Ausatmen 2- bis 3-mal so lange brauchen wie zum Einatmen. (Es mag einige Zeit dauern, bis Sie so weit kommen.) Der Atem sollte dabei immer weich und fließend bleiben und niemals gepresst oder gezwungen sein. Fahren Sie noch einige Runden so fort, Ihren Atem zu verlängern, ohne sich dabei zu überlasten. Dann verkürzen Sie ihn langsam wieder zu Ihrem normalen Atemrhythmus.

SUMMENDE-BIENEN-ATMUNG

In dieser Übung summen Sie beim Ausatmen, indem Sie ein ähnliches Geräusch wie eine Biene von sich geben. Dies ist sehr einfach, aber sehr wirkungsvoll. Das Summen hilft Ihnen, länger auszuatmen, und die Vibration des Summens hat auf den ganzen Körper wärmende und heilsame Wirkung. Probieren Sie verschiedene Tonlagen des Summens, bis Sie eine finden, bei der Sie sich wirklich wohl fühlen. Behalten Sie diese einige Zeit bei. Sie können so lange weitermachen, wie Sie wollen. Lassen Sie am Schluss das Summen immer leiser werden, bis Sie still sind und nur mehr das Nachschwingen der Vibration im Körper spüren.

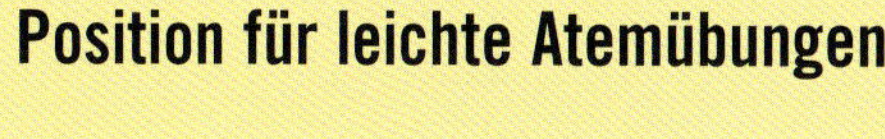

Position für leichte Atemübungen

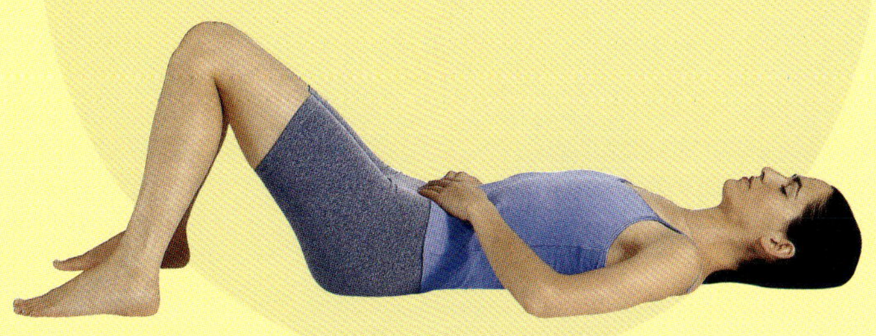

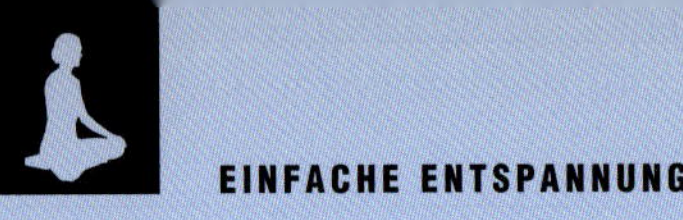

Einfache Atemübungen im Sitzen

Sobald Sie sich bei den Atemübungen im Liegen wohl fühlen, probieren Sie diese Atemübungen im Sitzen. Viele beklagen anfangs, dass bei der Atemlenkung im Sitzen ihr Rücken rasch ermüdet oder schmerzt . Das ist ein Grund, warum Yoga so viel Wert auf Haltungen legt, die die Wirbelsäule genug stärken, um einige Minuten durchgehend aufrecht sitzen und bequem tief atmen zu können.

Setzen Sie sich, so möglich, mit überkreuzten Beinen oder im Halben Meistersitz (siehe unten) auf ein schmales Kissen. Falls Sie dies unbequem finden, dann setzen Sie sich gerade auf einen Stuhl, legen Ihre Hände auf Ihre Schenkel und stellen die Füße fest auf den Boden (siehe S.121).

DER SIEGREICHE ATEM: UJJAYI PRANAYAMA

Atmen Sie durch Ihre Nase ein und aus, und schließen Sie ein wenig Ihre Kehle, sodass Sie den Druck der hindurchströmenden Luft regulieren können. Dies macht beim Passieren des Atems ein sanftes, zischendes Geräusch. (Es ist ein ähnliches Gefühl, wenn Sie einen Spiegel anhauchen, aber in

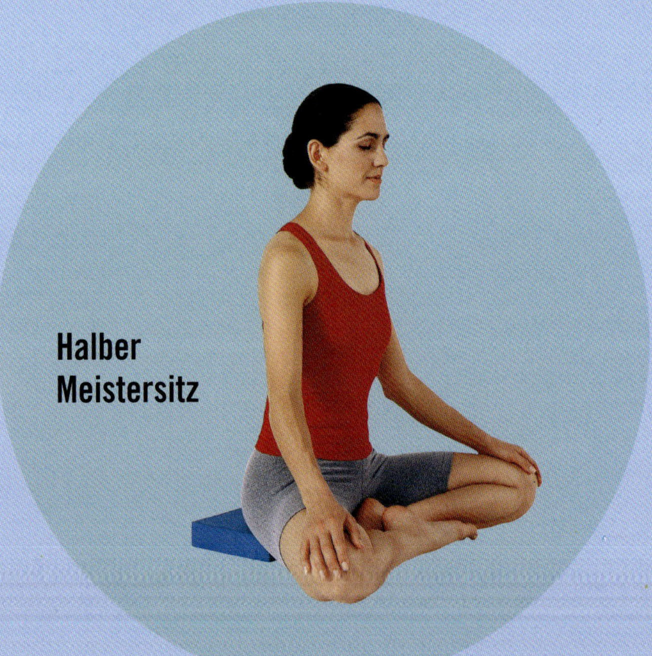

Halber Meistersitz

diesem Fall kommt die Luft durch die Nase und nicht durch den Mund.) Der Klang ist hilfreich, meditativ und beruhigend. Er muss nicht laut, aber stetig sein. (Etwa wie der Klang des „Meeres", den Sie hören, wenn Sie eine Muschel an Ihr Ohr halten.) Da Sie beim Ein- und Ausatmen leicht unterschiedliche Muskeln verwenden, wird auch der Klang etwas anders sein, und Sie werden das Einatmen etwas höher in der Kehle spüren. Üben Sie erst einige Runden bis zu jeweils 8 Atemzügen, und erweitern Sie diese auf 15 bis 20 Atemzüge.

ANULOMA UJJAYI

Bei dieser Technik atmen Sie mit beiden Nasenlöchern ein und abwechselnd jeweils durch ein Nasenloch aus. Dies bewirkt, dass sich Ihre Atmung verlangsamt und sich Ihr Geist beruhigt. Daher ist es dann sehr heilsam, wenn Sie das Gefühl haben, dass Ihnen alles zu schnell geht und Sie einfach ruhiger werden müssen! Schließen Sie mit dem rechten Daumen Ihr rechtes Nasenloch, und atmen Sie sanft mit dem linken Nasenloch aus. Dann lösen Sie den Daumen und atmen durch beide Nasenlöcher mit der *Ujjayi*-Atemtechnik ein. Schließen Sie nun das linke Nasenloch mit dem kleinen Finger und Ringfinger Ihrer rechten Hand, und atmen Sie nur durch das rechte Nasenloch aus (keine *Ujjayi*-Technik beim Ausatmen). Lösen Sie die Finger, und atmen Sie mit der *Ujjayi*-Atemtechnik durch beide Nasenlöcher aus. Wiederholen Sie die ganze Übung 6- bis 8-mal. Ihr Atem sollte dabei ständig weich und fließend bleiben.

Einfache Meditationsübungen

Traditionell ist Meditation das Mittel, durch den ein Yogi einen Zustand der Erleuchtung oder *Samadhi* erreicht. Egal, ob Sie sich Erleuchtung erhoffen oder nicht, die praktischen Vorteile einer regelmäßigen Meditationspraxis sind groß: geistige Ausgeglichenheit, besserer Schlaf, Stressabbau, stärkere Konzentrationsfähigkeit und allgemein eine bessere Gesundheit. Ihr Erfolg beim Meditieren wird durch die regelmäßige Praxis der Yoga-Haltungen, Entspannungsübungen und Atemtechniken unterstützt. Gemeinsam sind sie daher die Schritte auf dem Weg des Yoga.

Der Gedanke zu meditieren mag anfangs etwas entmutigend sein, besonders, da es schwierig ist, sich den Zustand der Meditation vorzustellen oder diesen zu beschreiben. Aber das soll Sie nicht davon abhalten, es selbst auszuprobieren. Meditation ist – wie Schlaf und Liebe – um einiges schwieriger zu beschreiben als auszuüben. Und ähnlich der Liebe und dem Schlaf ist die Meditation ein illusorischer Zustand, der nicht nur durch Willenskraft erreicht werden kann! Eine solide, regelmäßige Praxis hilft allerdings. Wenn jemand sagt, dass er regelmäßig meditiert, versteht er, dass diese Praxis über eine längere Zeit kein „Erfolg" sein muss. Das heißt, dass dieser spezielle Geisteszustand nicht jedes Mal – oder sogar nur selten – erreicht wird.

Ab und zu kann eine meditativer Zustand zufällig im täglichen Leben auftreten. Sie spüren einfach, dass Sie aus der Konzentration oder Kontemplation in einen ganz anderen Zustand gleiten. Dieser hat nichts mit Tagträumen oder

Schlaf zu tun, sondern ist eine Art Stillstand des Geistes, der einige Momente oder Minuten dauern kann. Die Wichtigkeit einer regelmäßigen Meditationspraxis liegt darin, diesen Zustand der geistigen Klarheit und Stille bei Bedarf herbeiführen zu können. Dies mag Jahre dauern, aber schon der Übungsprozess an sich bringt Nutzen, und die Stille des Körpers sowie der Wille, den Geist zu öffnen und zu beruhigen, führen mit der Zeit zum Eintreten des meditativen Zustandes. Ab diesem Punkt wird daraus ein hilfreiches Werkzeug, da ein durch Meditation geschärfter Geist viel mehr bewirken kann als einer, der vollgestopft mit alltäglichen Belangen ist.

Und Sie brauchen zum Meditieren nur einige Minuten Zeit und den Willen, es zu probieren!

VORBEREITUNG DER MEDITATION

Für die meisten Menschen, die in einer westlichen Kultur aufgewachsen sind, ist es unbequem, wenn nicht unmöglich, mit überkreuzten Beinen am Boden zu sitzen. Nur weil Sie nicht am Boden sitzen können, heißt das noch lange nicht, dass Sie nicht meditieren können!

Das Entscheidende an einer Sitzposition ist, dass Sie diese für mindestens 5 Minuten ruhig und bequem einnehmen können, die Wirbelsäule dabei gerade ist und durch die Muskeln des Oberkörpers gestützt wird und das Gewicht des Kopfes am Ende der Wirbelsäule gut ausbalanciert ist, um die Skelettmuskulatur so wenig wie möglich zu belasten. Ferner darf die Position nicht so bequem sein, dass Sie dabei einschlafen.

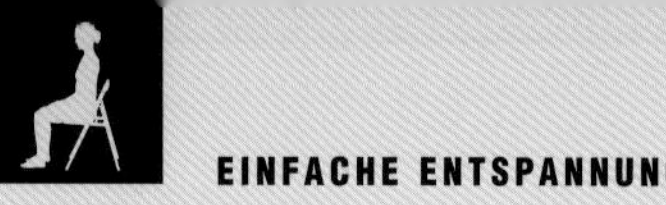

25

GEIST UND
ATEMMEDITATION

Sie können nicht erfolgreich im Liegen oder auf einer Couch hängend meditieren. Daher ist die beste Lösung, einen Stuhl mit einer harten, flachen Sitzfläche zu verwenden. Sie sollten Ihre Füße bequem flach auf den Boden stellen können. Sitzen Sie vorne am Stuhl mit aufrechter Wirbelsäule, ohne sich anzulehnen. Senken Sie das Kinn ein wenig, um den Nacken hinten zu verlängern. Lassen Sie Ihre Hände im Schoß ruhen.

Probieren Sie, welche Fußhaltung Sie bevorzugen. Füße, die in Hüftbreite flach auf dem Boden stehen, geben ein angenehm sicheres Gefühl, aber lenken das Bewusstsein stark auf die Energie in den Füßen. Sie können, alternativ dazu, die Knöchel überkreuzen. Bei steifen Knöcheln mag dies unbequem sein (kehren Sie dann zur vorigen Fußposition zurück). Lassen Sie nun Ihre Hände auf den Oberschenkeln ruhen, und entspannen Sie alle Muskeln in Gesicht, Nacken und Schultern.

GEIST UND ATEMMEDITATION

Machen Sie einige regelmäßige Atemzüge, und zählen Sie, wie lange Sie zum Ein- und Ausatmen brauchen. Machen Sie so lange damit weiter, bis Sie sich innerlich ruhig fühlen. Dann hören Sie mit dem Zählen auf, bleiben aber geistig beim Atem.

Immer, wenn Sie sich abgelenkt fühlen, konzentrieren Sie sich wieder auf die Atmung. Mit der Zeit mögen Sie bereit sein, den Atem „loszulassen" und dem Geist zu erlauben, einfach still zu sein. Das braucht Zeit, wundern Sie sich nicht, wenn es anfangs unmöglich ist. Es kommt mit der Praxis.

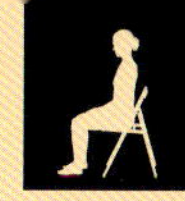

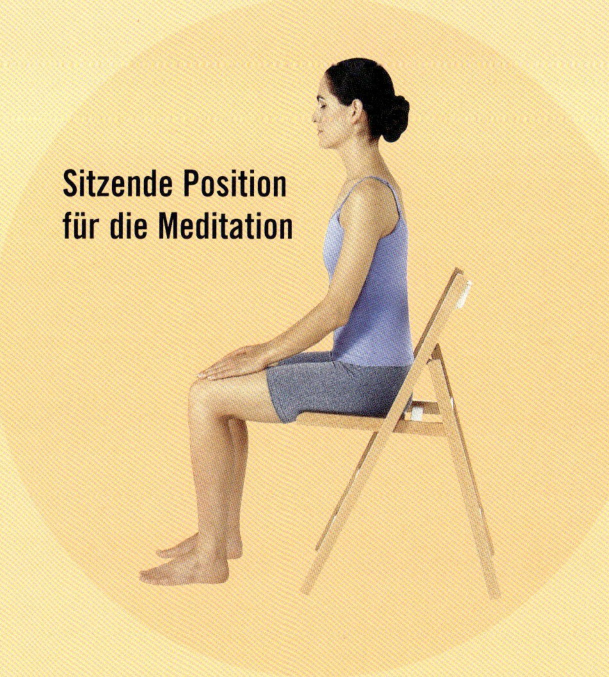

EINFACHE MEDITATION

Hier ist eine andere meditationsvorbereitende Übung, die auf einem Kinderreim beruht, der mit der Idee, „das Bewusstsein um den Körper kreisen zu lassen", kombiniert wird (siehe Ruhe und stille Kontemplation, S.110–111). Das Prinzip ist, den Geist auf etwas Einfaches zu konzentrieren, um ihn von seinen ständigen Fluktuationen zu befreien. Später können Sie diesen „einfachen Fokus", in dem Fall den Kinderreim, weglassen und den Geist einfach „sein" lassen. Es ist ziemlich schwer, sich diesen Zustand vorzustellen, und noch viel schwerer, ihn zu erreichen! Beginnen wir daher mit etwas Einfachem und sehen, wohin es uns führt.

Kopf, Schultern, Hüften, Knie, Zehen
Kopf, Schultern, Hüften, Knie, Zehen

Augen, Ohren, Mund, Hals
Augen, Ohren, Mund, Hals

Sitzen Sie ruhig, und gehen Sie die Liste im Geist durch, indem Sie jeden Körperteil beim Nennen entspannen. Sie müssen nichts anderes tun, als die Liste einige Male langsam und regelmäßig durchzugehen. (Werden Sie nicht schneller!) Wenn Sie sich sehr zentriert und ruhig fühlen, lassen Sie den Reim weg und erlauben Sie Ihrem Geist, einfach still zu sein. Das ist es schon!

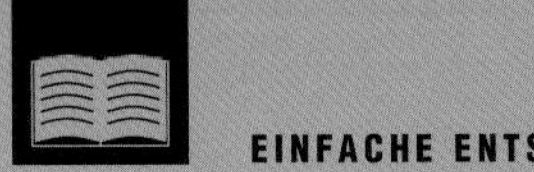

Töne zur Entspannung nutzen

Wir leben in einer Welt voller Geräusche: so voll, dass wir unter „Lärmverschmutzung" leiden und nur noch selten wirkliche Stille erfahren. Die Geräusche von Autos, Flugzeugen und Maschinen erzeugen ein Hintergrundgrollen, das durch Fernsehen, Radio, Musik und Stimmen übertönt wird. Auf einer subtileren Ebene wäre noch das Summen der elektrischen Geräte – wie Computer, Kühlschrank und Geschirrspüler.

Jede Form von Klang ist ein Schwingungsmuster, das sich auf jedes Teilchen unseres Körpers auswirkt. Unsere Körper reagieren sogar auf Klänge, die zu hoch oder zu tief sind, um hörbar zu sein. Einige Schwingungen tun uns gut, andere nicht. Laut der Tradition des Yoga schwingt das Universum in einem Ton, der durch das Symbol dargestellt wird. Dieses Symbol wird normalerweise mit *Om* or *Aum* umschrieben und stellt die weitest mögliche Annäherung der menschlichen Stimme daran dar. Es heißt, dass ein Yogi, der das *Om* rezitiert, mit der Zeit die Schwingung des Universums in sich selbst hört.

Töne und Klänge spielen im Yoga eine wichtige Rolle. Die Rezitation von Sanskrit-Texten und Mantras ist grundlegender Teil der traditionellen Yogalehre. Diese Mantras, die die Essenz der Yogalehre in sich tragen, werden vertraulich von Lehrer zu Schüler weitergegeben. Es wird viel Wert auf die richtige Aussprache gelegt, da jeder Laut seine einzigartige Schwingung hat. Sanskrit an sich ist eine „heilige" Sprache, in der jeder Laut eine besondere Bedeutung hat.

Alle Kulturen nutzen Gesang und Rezitation als ein Mittel, um aufzumuntern, Mut zu machen, tiefe Gefühle auszudrücken und besondere Ereignisse zu kennzeichnen. Wir singen im Fußballstadion und in der Kneipe, auf Geburtstagsfeiern und so weiter. Wenn Sie rhythmische Geräusche machen, muss auch der Atem rhythmisch werden. Die Verbindung von Atemlenkung und der Erzeugung von Schwingung hat einen belebenden Effekt auf das ganze System und besitzt eine starke Heilkraft. Wenn Sie trübsinnig sind, singen Sie fünf Minuten für sich, und Sie werden sich um einiges besser fühlen!

Es ist unmöglich, die traditionelle Sanskrit-Rezitation ohne qualifizierten Lehrer zu erlernen, aber viele Vorteile des Rezitierens können auch mit einfachen Klängen, die in sich keine besondere Bedeutung tragen, erreicht werden. In der Folge werden Kombinationsmöglichkeiten von Bewegung und Klängen, wie Summen, vorgestellt.

Drehen Sie davor sämtliche Elektrogeräte ab – das Telefon oder auch den Kühlschrank, sei es nur für 5 Minuten –, und genießen Sie die Stille. Dann machen Sie wirkliche Geräusche! Beginnen Sie mit der Summenden-Bienen-Atmung (siehe S.115) im Sitzen oder Liegen. Dann fügen Sie die folgenden Übungen an; finden Sie heraus, was Ihnen am besten tut. All diese Übungen tun Ihnen gut, wenn Sie sich angespannt oder gestresst fühlen. Sie lösen Energie- und Gefühlsblockaden und erlauben dem Körper, ein angenehmes Schwingungsniveau zu finden.

Einfache Töne

 **GUT**
bei Stress und
Anspannung

Die einfache Bewegung des Vorbeugens kann mit einer Reihe von Tönen kombiniert werden, damit Sie sich Ihrer Atmung bewusster werden und mit der Zeit eine bessere Kontrolle über diese erlangen. Die Töne an sich haben eine starke Wirkung, die gleichzeitig vitalisiert und entspannt.

Sie können die hier vorgeschlagenen Töne verwenden oder eigene ausprobieren. Der Prozess, Geräusche von sich zu geben und diese zu hören, bringt eine einfache Konzentrationsbasis in Ihre Praxis, die dann nach Belieben in Mediation übergehen kann.

Experimentieren Sie mit Tönen.
Beginnen Sie mit Summen, und lassen Sie es in einem langgezogenen Vokal ausklingen:

mmmm … a

mmmm … o

mmmm … i

mmmm … u

mmmm … e

Drehen Sie das Muster um,
beginnen Sie mit dem Vokal und enden Sie mit dem Summen:

a … mmmm

o … mmmm

i … mmmm

u … mmmm

e … mmmm

Vorbeuge
mit Ton

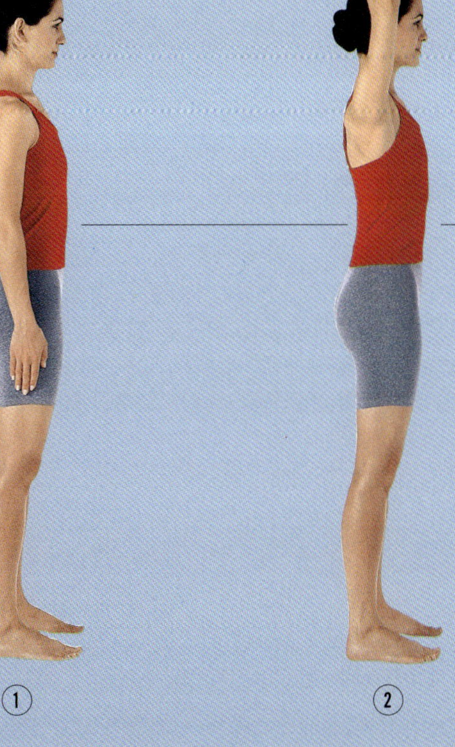

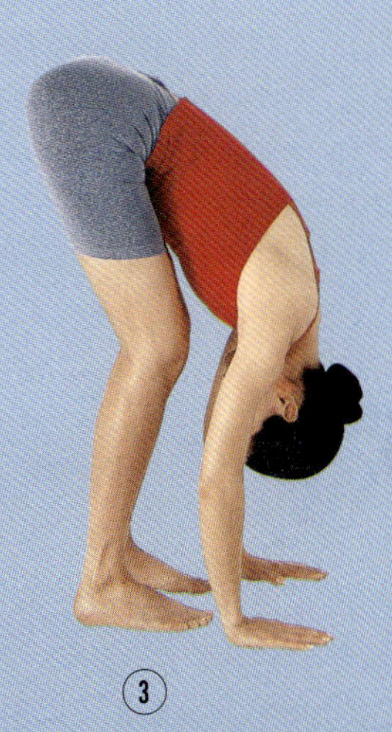

Stehen Sie mit zwanglos aufrechter Wirbelsäule und parallelen, rund 15 cm voneinander entfernten Füßen da. Lassen Sie die Arme seitlich hängen (1).

Beim Einatmen heben Sie die Arme schulterbreit über den Kopf (2). Beim Ausatmen geben Sie einen summenden Ton von sich, der sich beim Vorbeugen zu einem „ahh" verwandelt (wenn nötig, beugen Sie die Knie; 3). 4- bis 6-mal wiederholen. Atem und Ton sollten langsam und gleichmäßig sein. Probieren Sie andere Töne, um herauszufinden, welcher Ihnen am besten tut.

Brücke mit Ton

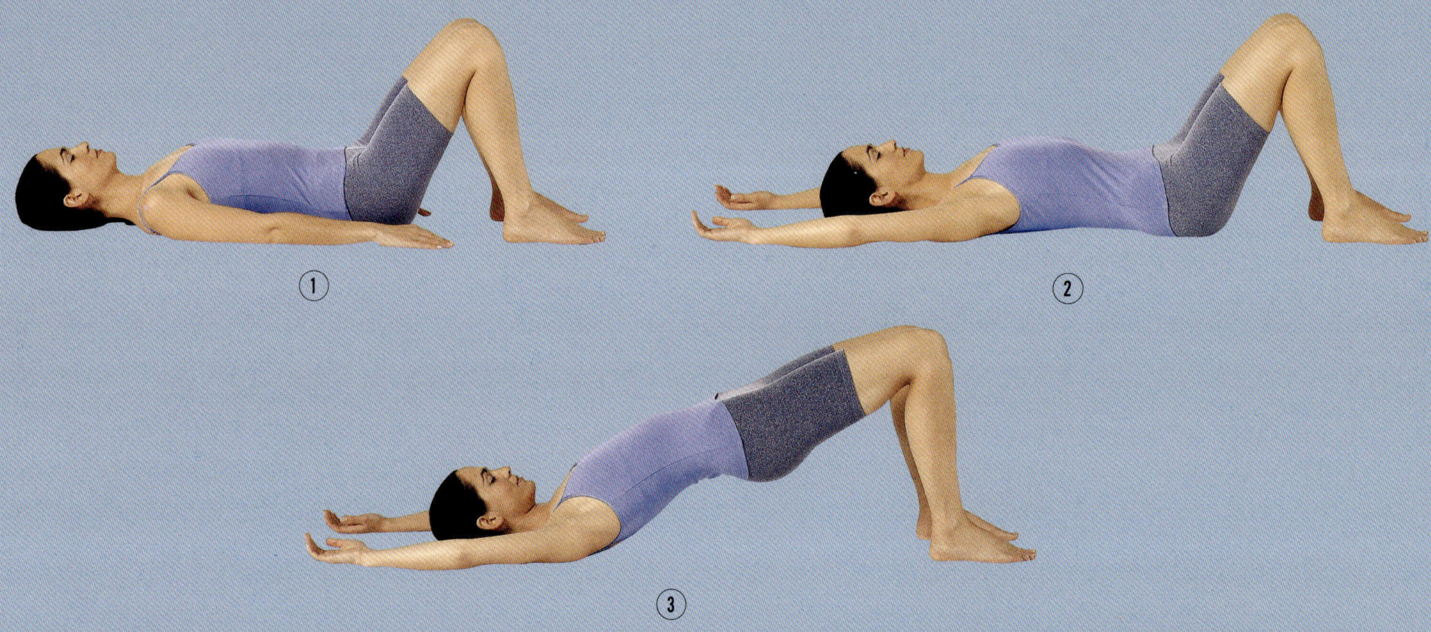

Hier ist eine Variante der Brücke, die auf S.68 beschrieben wurde, um die Kombination von Bewegung und Ton auszuprobieren. Sie sollten jedoch in diesem Fall Ihre Aufmerksamkeit der Qualität der Atmung und des Tons zuwenden und dies weniger als körperliche Übung betrachten.

Sie ist eine sehr entspannende und erfrischende Übung, die eventuell tief sitzende Gefühle an die Oberfläche bringen könnte. Sollte Ihnen dies passieren, bleiben Sie einfach ruhig liegen und lassen Sie diese vorübergehen, bevor Sie sich wieder langsam aufsetzen.

Liegen Sie mit hüftbreit angewinkelten Beinen am Boden. Legen Sie die Arme mit den Handflächen nach unten neben Ihren Körper, und bleiben Sie einige Atemzüge so (1). Folgen Sie Ihrem natürlichen Atemrhythmus. Heben Sie dann beim Einatmen Ihre Arme über den Kopf, bis diese ganz entspannt hinter Ihnen am Boden liegen. Sie können dabei die Ellbogen beugen (2). Beim Ausatmen geben Sie „sooo" von sich. Atmen Sie ein, und heben Sie die Hüften vom Boden, sodass eine sanfte Neigung von den Hüften zu Ihren Schultern entsteht (3). Beim Ausatmen senken Sie Ihren Körper zu Boden und geben dabei „maa" von sich. Atmen Sie ein, und beim Ausatmen bringen Sie wieder die Arme zurück neben Ihren Körper und machen dabei wieder „sooo". 4- bis 6-mal. Probieren Sie, die Töne auszutauschen — „maa", „sooo" dann „maa". Bleiben Sie etwas liegen, und fühlen Sie das Nachschwingen des Tons im Körper.

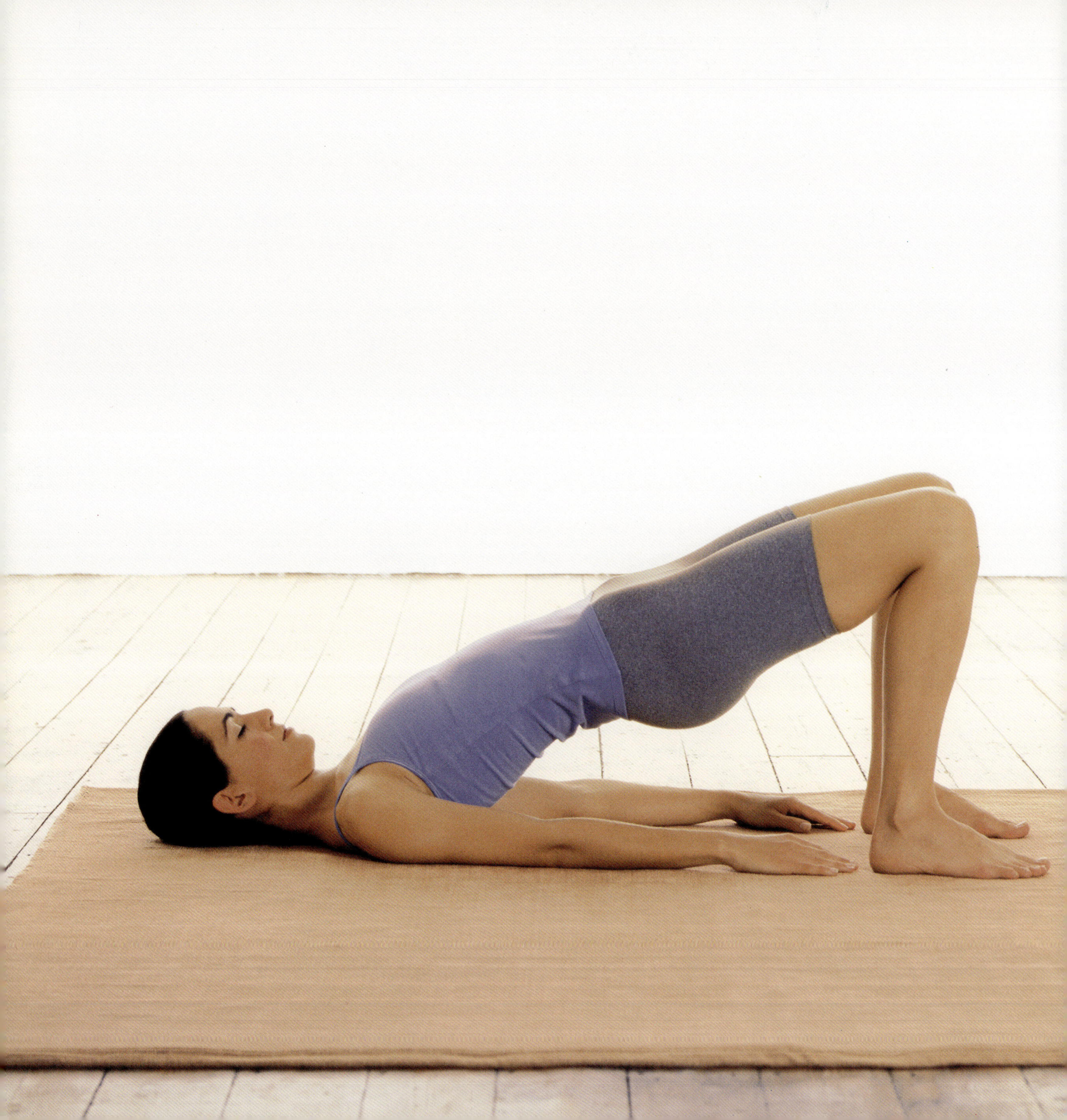

KAPITEL 5:
Einfaches Yoga als Ergänzung zum Sport

Wenn Sie Sport betreiben oder anderen Freizeitaktivitäten nachgehen, die so verschieden wie Darts, Tennis, Bowling oder Tanz sein mögen, dann bietet Ihnen Yoga einige Vorteile, um sowohl Ihre Leistung als auch Ihr Vergnügen zu erhöhen. Dies trifft auf alle Sportbetreibenden egal welchen Niveaus zu, ob diese totale Anfänger oder professionelle Athleten sind. Da sich Yoga mit den Funktionsweisen des Körpers wie auch des Geistes auseinander setzt, stellt es die ideale Form des Cross-Trainings dar. Sie können verspannte Bereiche tief gehend dehnen und öffnen, schwache Regionen kräftigen und eine positive geistige Einstellung entwickeln, die Ihnen hilft, in der gewählten Aktivität Erfolg zu haben. In diesem Kapitel werden wir untersuchen, warum Yoga Sportler und Sportlerinnen mental und physisch unterstützen kann. Ferner werden wir jene Yogapraktiken betrachten, die für eine Reihe von Freizeitbeschäftigungen, einschließlich harter Kontaktsportarten, Ausdauersport wie Laufen und anmutiger Racketsportarten wie Badminton sowie Tanz, besonders geeignet sind.

Geist und Bewegung

„Yoga citta vritti Nirodha"

Yoga ist das Zur-Ruhe-Bringen

der Fluktuationen des Geistes.

PATANJALI YOGA SUTRAS 1.2

Der Hauptunterschied zwischen Yoga und einem Sporttraining liegt in der Qualität des inneren Fokus. In einer Sportart setzen Sie sich ein äußeres Ziel – 30 Sit-ups, 100-Meter-Lauf usw. Das „Ziel" von Yoga ist der totale und beständige Fokus des Geistes auf einen gewählten Bezugspunkt. In einer Yogapraxis liegt der Fokus auf der bewussten Wahrnehmung der physischen, emotionalen und mentalen Reaktionen auf die Haltungen. Die genaue Überwachung des Prozesses, der mit der Bewegung verbunden ist, hilft Ihnen, Ihre Praxis auf allen Ebenen zu verfeinern. Allein die Vorstellung einer Muskelbewegung oder von Bewegungsabläufen wirkt sich positiv auf deren wirkliche Ausführung aus.

Visualisierungen, die Sie ermutigen, sich das Strecken, Öffnen oder Entspannen eines Muskels vorzustellen, helfen dem Körper tatsächlich, diese Bewegung auszuführen. Sie können die Visualisierungen an Ihre Bedürfnisse anpassen und diese gesondert oder im Zuge einer Yogasitzung üben, um die Verbindung von Körper und Geist zu stärken und daraus wirklichen Gewinn zu ziehen. Athleten, die Ihren Sieg visualisieren können, können gewinnen!

Nehmen wir zum Beispiel eine einfache Position wie die Kobra auf S.52. Die mechanische Ausführung der Übung stärkt die obere Rückenmuskeln. Das ist gut, aber es geht noch besser. Wenn Sie anfangs auf dem Bauch liegen, fühlen Sie, wie sich all Ihre Muskeln entspannen, und Sie hören auf den stetigen Rhythmus Ihres Atems. Atmen Sie weiter regelmäßig, wenn Sie in die Vorbereitungsposition gehen. Achten Sie auf die muskulären Änderungen im Körper und auf die kleinsten Veränderungen der Qualität, Tiefe und Geschwindigkeit Ihrer Atmung.

Während Sie beim Einatmen Kopf und Brustkorb heben, spüren Sie die Unterstützung der Körperteile, die auf dem Boden bleiben. Beachten Sie, ob diese aktiv (Ihre Beinmuskeln könnten sich angespannt haben) oder entspannt sind. Fühlen Sie Ihre Handflächen fest und weit auf dem Boden.

Nun beobachten Sie, wie sich Ihr Brustkorb öffnet, sobald Atem in ihn fließt. Falls Sie dies am Anfang nicht spüren, stellen Sie es sich vor. Das hilft. (Wenn Sie auf dem Bauch liegen, ist dieser und Ihr Zwerchfell eingeschränkt, daher fühlt sich das Einatmen anders an als in Rückenlage.)

Fühlen Sie am Beginn des Ausatmens, wie die Muskeln weich werden, wenn Sie Kopf und Brust wieder zu Boden senken. Beachten Sie, welche Muskeln zuerst nachlassen und welche der Abwärtsbewegung Widerstand leisten, um diese auf die Länge Ihres Atems zu verlangsamen. Spüren Sie die Empfindung kompletten Loslassens, sobald Sie den Boden erreichen.

Am Anfang wird es Ihnen schwer fallen, dieses Niveau erhöhter Bewusstheit zu halten, besonders in Bezug auf den Atem – da der Geist gerne abschweift. Mit der Zeit werden Sie dieses Niveau aber während jeder Übung halten können.

Yoga als Cross-Training

Yoga hilft Athleten und Sportausübenden jedes Niveaus, ihre Leistung und das Verständnis um ihre Fertigkeiten zu verbessern. Yoga steigert die Konzentration und entwickelt Selbstbewusstsein und Selbstdisziplin, die für alle Sportarten wichtig sind. Die Yogahaltungen können auf unzählige Weise kombiniert werden, um verschiedene Effekte zu erzielen. Wie vorige Kapitel gezeigt haben, können alle Yogapositionen an Ihre individuellen Bedürfnisse angepasst werden. Sie können Yoga als Cross-Training auf folgende Weise einsetzen:

ÜBUNGEN ZUM AUFWÄRMEN UND AUSKLINGEN helfen, den Körper schrittweise auf weiteres Training vorzubereiten. Yoga wärmt nicht nur sanft auf, sondern hilft auch dem Körper nach einem Training oder Wettkampf, sein natürliches Gleichgewicht wiederherzustellen und die Trainings- oder Wettkampferfahrung aufzunehmen. Yoga-Dehnungsübungen zum Ausklang können einen Muskelkater lindern.

ANREGENDE ÜBUNGEN dienen dazu, bestimmte Muskelgruppen zu kräftigen oder vorzubereiten. Yoga bietet unter anderem sichere und wirksame Methoden, um die Knöchel zu stärken und flexibler zu machen. Hilfreiche Positionen sind Balance halten (siehe S.28), Hund (siehe S.46), Kopf zu Knie (siehe S.62) und Schneidersitz (siehe S.64).

ENTSPANNUNGSÜBUNGEN wie der Schneidersitz (siehe S.64), Schulterstand-Varianten (siehe S.94) und Tiefenentspannung (siehe S.110) tragen dazu bei, gewisse Muskeln und Körperfunktionen zu entspannen. Die Fähigkeit, eine bestimmte Region bei Bedarf zu entspannen, ist für Sportler wichtig. So sollten z. B. Ihre Schultern beim Laufen locker mitschwingen. Sie können nicht mit angespannten Schultern mit Ihrem vollen Potential laufen – Sie vergeuden damit wertvolle Kraft und schaffen eine mechanische und energetische Blockade. Yoga hilft, verspannte Bereiche zu erkennen und zu lösen.

KONZENTRATIONSÜBUNGEN entwickeln die für sportlichen Erfolg nötige Selbstdisziplin und den mentalen Fokus. Um sich psychisch gut auf Ihr Spiel oder Ihre Herausforderung vorzubereiten, schärfen Sie mit Yoga Ihre Selbstbeobachtung. Die introspektive Natur von Yoga erlaubt Ihnen, eine grundlegende mentale Stärke aufzubauen, die Ihnen hilft, selbst unter Druck klar und konzentriert zu bleiben. Dies lässt sich durch Yogahaltungen, Atemübungen, Entspannung und Meditation erreichen.

REGENERATIONSÜBUNGEN helfen, sich schneller bei Verletzung oder Erschöpfung zu erholen. Die Yogahaltungen haben eine starke wiederherstellende Wirkung. Falls Sie sich verletzt oder Ihre körperlichen Grenzen erreicht haben, helfen diese, den Körper ohne Überlastung wieder in Bewegung zu setzen, da sie die Energie erhalten und das Gleichgewicht wiederherstellen. Knie zur Brust (siehe S.54), Schneidersitz (siehe S.64), Brücke (siehe S.68) und Schulterstand-Varianten (siehe S.94) sind besonders hilfreich.

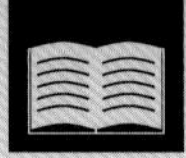

KOMPENSIERUNGSÜBUNGEN berücksichtigen die ungleiche Belastung von Muskeln durch bestimmte Sportarten. Wenn Sie z. B. Golf, Baseball oder Tennis spielen, die viel asymmetrische Bewegung beinhalten, sollten Sie sich auf Yogahaltungen konzentrieren, die den Körper asymmetrisch trainieren, um diesen wieder auszugleichen. Empfehlenswert sind: Krieger (siehe S.32), Seitlicher Winkel (siehe S.34), Dreieck (siehe S.36), Gedrehtes Dreieck (siehe S.38), Tänzer (siehe S.42), und Kopf zu Knie (siehe S.62). Wenn Ihr Sport grundsätzlich symmetrisch ist, wie z. B. Radfahren, Laufen oder Basketball, dann können Sie sich auf alle symmetrischen Haltungen konzentrieren, die ein Gegenpol zu Ihrem normalen Training sind. Wenn Sie sich z. B. in Ihrem Sport viel nach vorne beugen (wie beim Rudern oder Radfahren), dann können Sie dies mit sanften Yoga-Rückbeugen, wie z. B. Tänzer (siehe S.42), Kobra (siehe S.52) und Brücke (siehe S.68) ausgleichen.

ERGÄNZUNGSÜBUNGEN bieten eine gute Möglichkeit, Ihr Bewegungsrepertoire auszuweiten und zu variieren. Es kann sehr erfrischend sein, mal etwas ganz anderes zu tun. Nach regelmäßigem Gewichtstraining oder Schwimmen lässt Yoga Ihren Körper in einer ganz anderen Art arbeiten. Sie werden merken, dass Ihr Körper in gewissen Regionen sehr gut und in anderen eingeschränkt funktioniert. Sie werden die Effekte Ihrer Yogapraxis in Ihrem normalen Training und in Ihrer Leistung einschätzen können.

Yoga für Laufen und Fußball

Laufen und Teamsportarten wie Fußball, bei denen man viel läuft, kräftigen die Beine, vernachlässigen aber ein wenig den Oberkörper. Daher können Yogahaltungen, die sowohl die Beine dehnen als auch zusätzliche Kraft im Oberkörper und in der Wirbelsäule aufbauen, Ihr Training ausgleichen.

Die Hund-Stellung (siehe S.46) erfüllt alle drei Ansprüche. Sie dehnt aktiv die hinteren Oberschenkel und die Waden. Genauso streckt sie den Oberkörper und dehnt und kräftigt die Wirbelsäule. Der Tänzer (siehe S.42) dehnt die Oberschenkel und beinhaltet eine kleine Rückbeuge. Die Hocke (siehe rechts) fördert die Flexibilität der Knie, Hüften und Knöchel – dadurch können die Beine besser Erschütterungen abfangen. Außerdem dehnt und öffnet sie den unteren Rücken.

Sie könnten zum Aufwärmen oder Ausklingen diese drei Positionen in Ihr Trainingsprogramm aufnehmen. Jede Stellung sollte durchgehend für mindestens 3 bis 4 Atemzüge (oder länger) gehalten und mehrmals wiederholt werden.

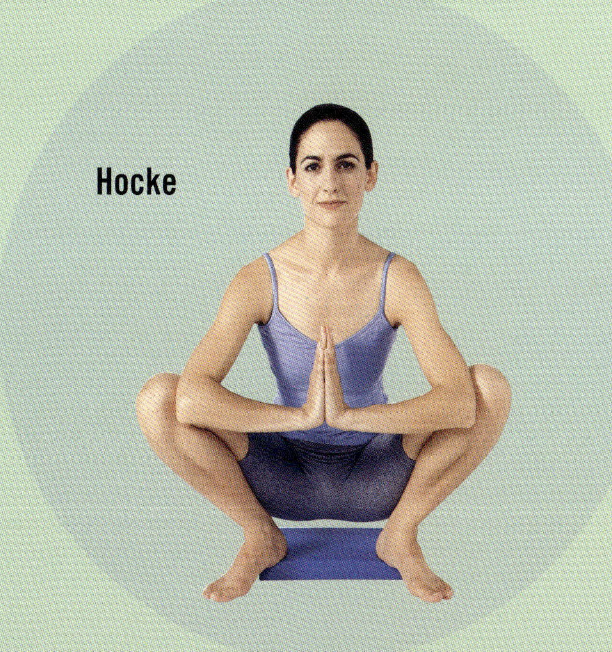

Hocke

Yoga für Racketsportarten

Alle Racketsportarten, wie Tennis oder Squash, sind inhärent einseitig. Der Schlagarm wird allgemein stärker und in einer anderen Form trainiert als der andere Arm. Dies führt zu einem Ungleichgewicht der Muskeln, was zeitweilig deutlich an Spielern zu sehen ist, bei denen ein Arm merklich breiter und stärker ist. Außerdem dreht sich der Körper oft während eines Matches im Zuge eines Schlages stark in eine Richtung und weniger in die andere. Daher sind Yogahaltungen nützlich, die diese körperliche Unausgeglichenheit kompensieren.

Ebenso sind kräftigende Positionen hilfreich, die den unteren Rücken stärken (was oft der Grund für eine Überlastung durch die Drehungen ist). Wenn die Muskeln kräftiger werden, neigen sie dazu, an Flexibilität zu verlieren. Daher sollten Sie schulterdehnende Haltungen in Ihr Training aufnehmen. Auch die Knie und Knöchel sollten kräftig und flexibel bleiben, daher sind auch Positionen, die diese trainieren, wesentlich. Es wäre gut, ein regelmäßiges Trainingsprogramm,

Schulterdehnung S.50

das folgende Positionen umfasst, einzuhalten: Katze (siehe S.44), Hund (siehe S.46), Schulterdehnung (siehe S.50) und Brücke (siehe S.68). Bei einem längeren Training könnten Sie folgende Haltungen anfügen: Krieger (siehe S.32), Dreieck (siehe S.36) und Gedrehtes Dreieck (siehe S.38). Eine gesamte Yogasitzung trägt insgesamt zur Entwicklung Ihres körperlichen und geistigen Gleichgewichts bei.

Atemübungen stärken und verbessern die Funktionstüchigkeit Ihres Atmungssystems. Bei Sportarten, wie Squash, Tennis und Badminton, die dem Körper viel Stärke, schnelle Reaktion und Flexibilität abverlangen, ist die Praxis von *Pranayama* (Atemlenkung) eine der wertvollsten Methoden, die Yoga zu bieten hat.

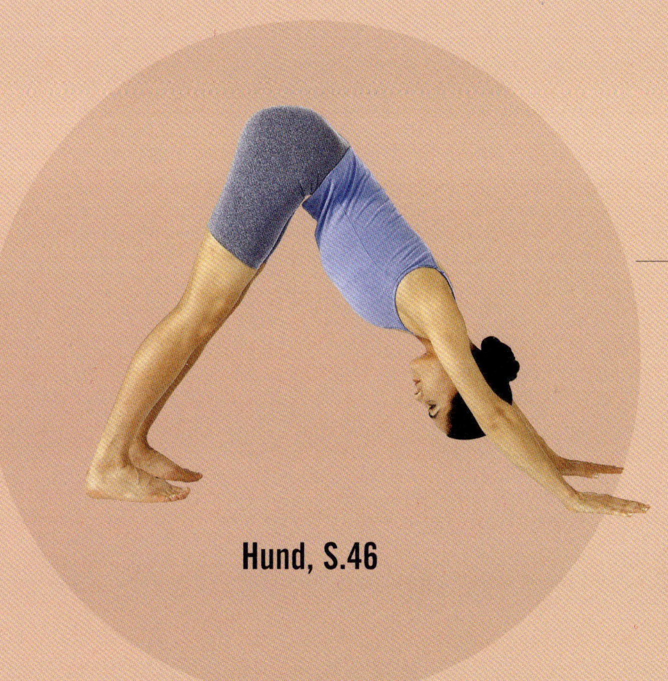

Hund, S.46

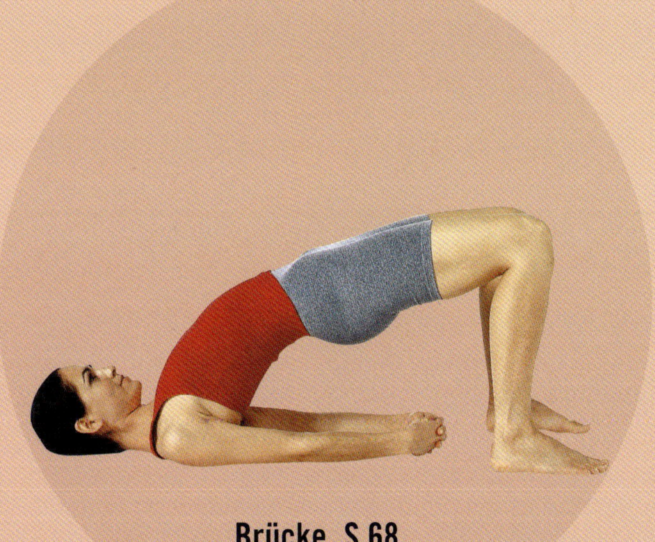

Brücke, S.68

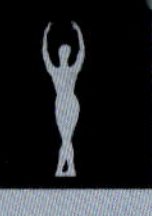

Yoga für Tanz und Aerobic

Tanz und Aerobic verlangen viel Kraft und Flexiblität. Auf den ersten Blick scheinen diese Yoga so ähnlich, dass es schwierig zu verstehen sein mag, warum Sie Yoga als eine Cross-Training-Methode anwenden sollten. Es gibt jedoch bei Yoga Aspekte, die weder Tanz noch Aerobic ähneln. Der wichtigste darunter ist die Tatsache, dass Yogapositionen lange Zeit statisch gehalten werden, sei es in einer aktiven Phase, wie in der Boot-Haltung, oder in einer passiven Phase, wie in der liegenden Version des Schneidersitzes (beide gegenüber abgebildet). Jede statisch gehaltene Position kann daher als eine Form von Cross-Training betrachtet werden.

In der Boot-Haltung wird dem Bauch und Rücken Kraft verliehen. Sie zentriert den Geist, da über längere Zeit das Gleichgewicht gehalten werden muss. Im Schneidersitz im Liegen bleiben die Beine lange entspannt nach außen gedreht, sodass der Körper der Schwerkraft nachgibt und die inneren Oberschenkelmuskeln sich lockern und so eine tief gehende, langfristige Dehnung der Hüften und Schenkel erreicht wird. Die Balance-

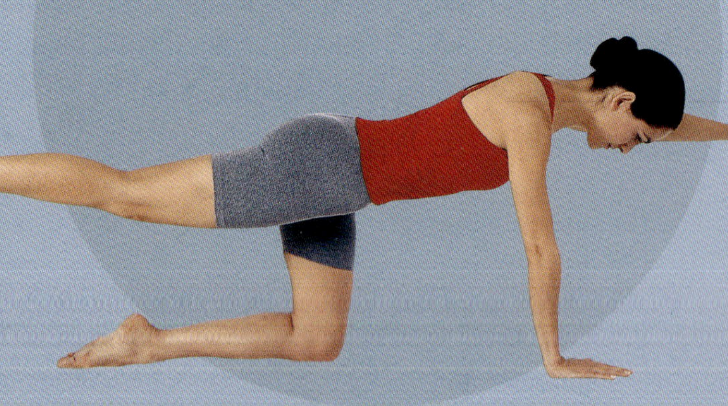

Katze, Balance-Variante, S. 84

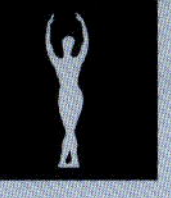

Variation der Katze (links) hilft, den Rumpf zu kräftigen und zu straffen, da er als stabiles Zentrum fungiert und so die Mitte stärkt.

Tänzer sollten darauf achten, ihren Atem langsam und gleichmäßig zu halten, und sich stark darauf konzentrieren, wie sie sich in der Haltung fühlen, und nicht darauf, wie sie aussieht. Eine genaue und detaillierte Beobachtung der Empfindungen, die jede der Haltungen in Ihnen hervorruft, kann aufschlussreich sein und Ihrem Bewusstsein tiefere Ebenen von Körpersystemen eröffnen als nur Knochen und Muskeln.

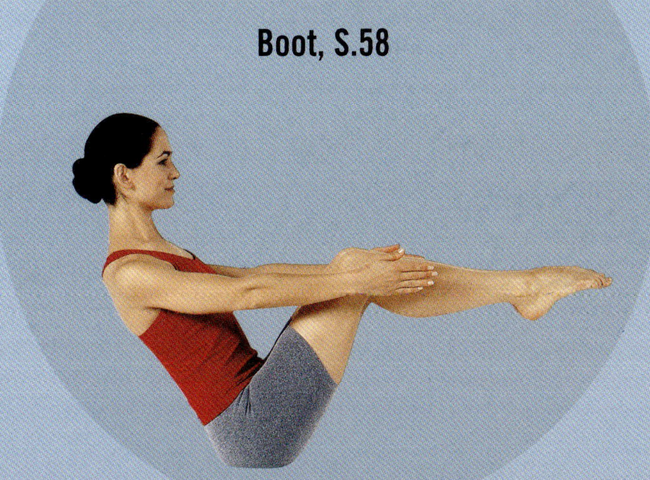

Boot, S.58

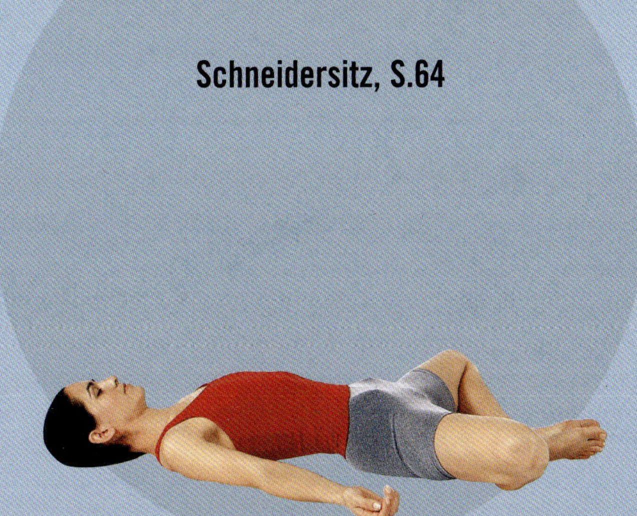

Schneidersitz, S.64

Bibliographie

Coulter, H. D. und McCall, T. *Anatomy of Hatha Yoga: A Manual for Students, Teachers and Practitioners*, Body & Breath (Homedale, US), 2001

Desikachar, T. K. V. *The Heart of Yoga*, Inner Traditions International (New York), 1995

Fraser, T. *Yoga for You*, Duncan Baird (London) und Thorsons (New York), 2001

Fundamentals of Anatomy and Physiology, Prentice Hall (New Jersey, US), 2001

Harvey, P. *Yoga For Everybody – Simple Steps to a Strong Body and a Calm Mind*, Time Life (London und New York), 2001

Iyengar, B. K. S. *Light on Yoga*, Thorsons (London und New York), 1991

Iyengar, B. K. S. *Yoga: The Path to Holistic Health*, DK Publishing (London), 2001

Kogler, A. *Yoga for Athletes*, Llewellyn Publications (St Paul, US), 1999

Rawlinson, I. *Yoga for the West – a Manual for Designing Your Own Practice*, Unwin (London), 1988

Satyananda, S. *Asana Pranayama Mudra Bandha*, Bihar School of Yoga (Bihar, Indien), 1997

Satyananda, S. *Yoga Nidra*, Bihar School of Yoga (Bihar, Indien), 1998

Stiles, M. *Structural Yoga Therapy – Adapting to the Individual*, Samuel Weiser (York Beach, US), 2000

Wired Athletic Ability and the Anatomy of Motion, Mosby (St Louis, US), 1997

Register

Danksagungen

Ich danke Matthew Ward (Fotograf) für seine Geduld und seine stets gute Laune, was das Fotografieren der Position zu einem richtigen Vergnügen machte. Mein Mann Simon hat zu diesem Buch mehr beigetragen, als er glaubt. Ohne seine praktische und emotionale Unterstützung wäre dieses Buch nie realisiert worden. Ebenso schulde ich auch Tabitha Cowen, die mich mit ihrer grenzenlosen Energie, ihrem Enthusiasmus und vielen Ermutigungen immer angespornt hat, ganz besonderen Dank – nicht nur bei diesem Buch, sondern ganz allgemein im Leben.

Eine wahre Freundin!

Sie finden Tara Fraser auf www.yogajunction.com